Au jardin du Silence

I

prânâyâma & méditation

Patrice Godart

Discovery Publisher

Auteur : Patrice Godart

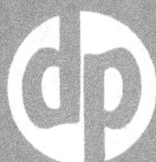

616 Corporate Way
Valley Cottage, New York
www.discoverypublisher.com
editors@discoverypublisher.com
Fièrement pas sur Facebook ou Twitter

New York • Paris • Dublin • Tokyo • Hong Kong

Table des matières

Au jardin du Silence

I

prânâyâma et méditation

Patrice Godart

DU MÊME AUTEUR

* **APAISEZ VOTRE MENTAL**
Editions AMRITA, 1998, épuisé.
Toutes éditions électroniques sont sans consentement de l'auteur.

* **APAISEZ ET TRANSFORMEZ VOTRE MENTAL**
Auto-édition, 2016, épuisé.
www.souryami.blanchelicorne.fr

* **AU JARDIN DU SILENCE**
1 – Prânâyâma et méditation
Discovery Publisher, 2022

En préparation :
* **AU JARDIN DU SILENCE**
2 – Silence mental, croissance de la conscience

***

*

Au jardin du Silence ambitionne d'exposer un vaste panorama de représentations et de méthodes pratiques, essentiellement tantriques, conduisant à la méditation et aux états modifiés de conscience et d'énergie.

Ce volume est le premier volet et traite plus spécialement des techniques de respiration et de manipulation du prâna par des exercices respiratoires subtils ou psychiques pour la méditation.

✧

Au jardin du Silence est aussi un essai pour jeter un pont entre la pensée de Sri Aurobindo, la pratique des yogas indiens traditionnels et la vie extérieure.

✧

La partie reliée à la connaissance de soi s'inspire de la pensée de Sri Aurobindo et de La Mère.

Certaines représentations ont été explorées dans nos précédents ouvrages.

✧

La partie pratique est directement redevable de l'enseignement personnel de Paramahansa Satyananda Saraswati et d'autres enseignants indiens.

＊

Nous tenons à rendre hommage tout
particulièrement à Gangadhar †
pour la gravure originale pp. 24, 198 et
tous les visages des kriyâs.
Nous remercions Béatrice Savignac
pour les illustrations pp. 94 et 95,
Marie Duvollet pour les illustrations
pp. 133, 147, 248, 291 et tous les
dessinateurs et pratiquants du Web
qui ont mis leurs dessins et photos
à disposition de tous. Et pour les corrections,
Merci à Catherine et Pascal.

＊

Dans la partie pratique, nous avons cherché à établir
un maximum de relations entre les chapitres. Cela
permet de les étudier chacun de manière beaucoup
plus indépendante.
Nous avons été amenés à maintenir un certain
nombre de termes sanskrits et à utiliser quelques
termes spécifiques. Le lecteur trouvera un glossaire à
la page suivante ainsi qu'en fin d'ouvrage.

＊

Les citations de Sri Aurobindo et La Mère sont
publiées avec l'aimable autorisation du Sri
Aurobindo Ashram Trust Pondichéry, Inde.

＊

Le « u » se prononce « ou » en sanskrit. Nous avons utilisé indifféremment l'orthographe « u » ou « ou ».

Le « c » ou « ch » se prononce « tch »

Le « j » se prononce « dj »

INTRODUCTION

Le silence n'est pas une absence, un vide, un néant. Le silence vibre en nous et il vit au cœur de chaque élément de l'univers. Ce silence n'est pas le contraire de la parole ou du bruit ; c'est un état, une substance, une condition première qui existe en dehors du temps et qui continuerait d'exister même si l'univers physique disparaissait.

Faire l'expérience de ce silence, c'est découvrir en soi une existence et une plénitude intérieure extraordinaire. Elle peut s'exprimer de différentes manières pour chaque individu, mais la vibration, la vie, la lumière et la béatitude sont l'expression la plus naturelle des pratiques autour du prâna.

L'homo *sapiens* d'aujourd'hui ne connaît que l'extension de ses propres repères égocentriques et superficiels ; il ignore qu'il existe aussi une profondeur et que c'est de cette profondeur que le monde est créé à chaque instant. Le monde de la surface ne peut pas créer, il ne peut que reproduire et réarranger les mêmes éléments dans de nouvelles combinaisons. Et même là, la variété de ces combinaisons reste limitée à ses représentations qui sont aujourd'hui obstinément rationalistes et matérialistes.

À toutes les époques et dans toutes les traditions il y a eu des hommes qui ont découvert cette profondeur en eux, mais en pénétrant dans ce vaste silence, ils se sont souvent détournés du monde de la surface et de l'apparence, le laissant tourner sur lui-même et perpétuer ses illusions, ses impasses et ses souffrances.

Car on peut entrer dans ce silence intérieur et explorer ses richesses en quittant la vie, mais on peut aussi entrer dans ce silence et en revenir au centre d'une corne d'abondance pour nous guérir et transformer notre nature, mais aussi notre environnement et notre monde. C'est le parti que nous avons choisi d'adopter.

Nous passons notre vie à vouloir nous faire une place au soleil, mais dans la profondeur de notre être nous découvrons une existence en soi à côté de laquelle la quête d'existence dans le monde n'est qu'une étroite tentative maladroite.

Nous recherchons des sensations intenses et nous multiplions nos activités, mais vouloir vivre intensément, n'est-ce pas en fait rechercher une vigilance intense? Dans l'intériorisation, nous découvrons une vigilance en soi, naturelle, sans supports, indépendante et sans limites.

Nous courons après les plaisirs, les biens de consommation et nous raffolons des outils de pouvoir que nous offre notre technologie, mais au cœur de ce silence résident une plénitude qui nous intoxique délicieusement et la source d'un pouvoir qui nous fascine et nous émeut.

Vivre dans le stress n'est rien si nous avons une bonne raison d'y être. Mais c'est autrement insupportable de construire sa vie sur une absence de sens et un vide qui génèrent une angoisse chronique.

Le yoga, et en particulier le yoga indien, qui résiste encore un peu à l'invasion de la mondialisation technologique et a su s'épanouir dans une incroyable diversité pendant des millénaires jusqu'à nos jours, nous rappelle cette dimension intérieure au cœur de l'homme et du monde. C'est de cette profondeur que l'humanité a tiré toute sa richesse. Car en vérité le monde est à l'envers et nous ne connaissons de la vie que son écorce.

Cependant, ce yoga que nous connaissons a renforcé encore cette image fausse qu'il nous fallait quitter la vie extérieure pour connaître la Vérité. Car en réalité ce message est en contradiction avec notre nature. Toutes nos énergies sont en effet tournées vers l'action, la création, l'organisation et la maîtrise du monde. La Nature aurait-elle placé en nous un programme et une impulsion contraires à la vérité? Serions-nous conditionnés pour alimenter et vivre les fantasmagories de notre mental? Serions-nous condamnés à recevoir les miettes de la table de la Vie, mélangées à quelques graines empoisonnées? Alors, si cela était, la Nature serait provocatrice et malveillante, notre mental serait notre ennemi et la vie ne serait qu'une gigantesque mystification!

Ainsi, pourquoi entrer dans les profondeurs de nous-mêmes si c'est pour parvenir à l'immobilité et l'inaction et détruire l'énergie de vie qui nous fait vivre?

C'est là que nous pouvons considérer à leur juste mesure les secrets que Sri Aurobindo a redécouverts.

Le premier secret est que le moi que nous connaissons n'est que la partie la plus superficielle d'une nature plus vaste, plus profonde, *subliminale*, proche des vérités éternelles et riche de multiples potentialités et qualités dont nous ne connaissons qu'un pâle reflet dans notre nature de surface. Nous ne sommes pas qu'un ensemble de difficultés et d'imperfections, irréductiblement soumis aux dualités et à l'égocentrisme. Notre mental est beaucoup plus vaste que nous le supposons. Il s'étend profondément à l'intérieur de nous-mêmes et il s'élève dans des couches de plus en plus élevées, conscientes, vastes, lumineuses, pleines de félicité, avec un fonctionnement de plus en plus rapide jusqu'à un nouveau mode de connaissance, par identité. C'est là que notre conscience de la division, de la souffrance et du mal, est entièrement remplacée par une vision d'unité qui, à son sommet, peut se transfigurer en une conscience *supramentale*, comme l'appelle Sri Aurobindo, capable de féconder l'unité et la multiplicité l'une en l'autre et de donner naissance à un nouvel homme et à une nouvelle Terre. Le mental que nous utilisons nous place sur la première marche de la connaissance. La grande Nature attend de nous que nous montions les suivantes.

Le second secret est que nous abritons en nous une *individualité spirituelle*, que Sri Aurobindo appelle *l'Être Psychique* et que d'autres appellent *l'Âme*, dont la raison d'être est de perfectionner l'homme, dans le cadre d'une évolution progressive à travers de multiples vies, de le rendre conscient et de le réunir à son origine de perfection et d'infinitude. On nous a tellement affirmé que la perfection n'était pas de ce monde et que la Vérité, la plénitude ou l'harmonie ne pouvaient être trouvées qu'en dehors de la nature humaine et de la vie! Cette individualité essentielle est une corne d'abondance, un lien entre la toute possibilité de l'Esprit cosmique éternel et infini et la perfection illimitée de la Nature universelle. La tradition indienne l'appelle Chaïtya Purusha, l'Être conscient. Et pour se rapprocher encore davantage de nous, il crée trois émanations de lui-même, une en chacune des trois parties de notre nature, mentale, vitale et physique, qui alimentent et soutiennent une nature profonde que nous ignorons et qui détient des ressources insoupçonnées de conscience et de pouvoir dont nous aurions bien besoin. Nous pouvons décréter qu'il n'est pas possible que cela puisse exister, mais nous pouvons aussi nous mettre en chemin pour en faire l'expérience. Alors, nous nous rendrons compte rapidement si c'est un mythe ou une réalité.

Le troisième secret dévoile en quelque sorte le stratagème de *Mâyâ*, l'Illusion cosmique. C'est la découverte que ce silence puissant à l'intérieur de nous-mêmes et du monde se révèle sous l'aspect par lequel nous l'abordons : statique et immuable, sous un aspect de **conscience** hors du monde ou dynamique et évolutif sous la forme d'une **énergie** et d'une **force** consciente omniprésentes. Nous avons donc là, si nous le désirons, le pouvoir et la conscience dont nous avons besoin pour accompagner notre vie quotidienne et conduire notre évolution.

Il existe donc une béatitude et une joie, une conscience, une paix, une lumière, une connaissance, un pouvoir, qui nous éloignent de la vie et du monde **ou** qui perfectionnent, transfigurent et accomplissent la Nature et la vie. *Cela dépend de notre intention et de notre représentation.* Il nous a été donné un libre arbitre bien difficile à gérer, et nous avons toutes les philosophies pour affirmer autant la Vérité que ses contraires, mais cela ne vaut-il pas le coup de se lancer si nous pouvons devenir les acteurs de notre propre perfection ?

Si nous mettons à part l'époque fort ancienne des Védas, ces secrets n'ont été explorés et appliqués à la vie que par quelques êtres, depuis peu. Ils nous sont donnés pour que nous devenions nous-mêmes les créateurs et les conquérants d'une nature épanouie et d'une Terre transfigurée.

Nous avons été mystifiés par tant de siècles d'ignorance, ne sachant pas qu'une demi-connaissance est une plus grande ignorance encore, car c'est une lumière qui guide infailliblement dans l'erreur et la misère d'une vie tronquée de sa moitié, même si elle est lumineuse. « *Par un masque doré est couverte la face de la Vérité* » dit l'Isha oupanishad. Aujourd'hui, nous nous réveillons avec un feu intérieur, mais nous n'aurons bientôt plus l'excuse de l'ignorance et de l'innocence.

Les yogas de l'Inde d'aujourd'hui expriment bien ces deux faces de la Vérité, l'une, dirigée vers la Conscience, comme dans le Vedanta ou encore le Bouddhisme, et l'autre vers l'énergie et la force spirituelles, dans le Tantra. Mais elles se sont tourné le dos après avoir perdu l'essence de la tradition védique dans laquelle la Vérité englobait les deux sphères de l'existence : supérieure et inférieure, l'Esprit et la Matière.

Même le Tantra indien, de nos jours, se retire de la vie humaine au lieu d'utiliser ses vastes pouvoirs pour la transformer. Et en ce sens, l'éveil complet du pouvoir spirituel en l'homme, *Kundalinî Shakti,* aussi bien que la réalisation de l'*Atman,* le Divin universel, par les grands yogis de ce siècle, qui font du tantrique ou du yogi un «libéré vivant», *Jivanmukti,* ne sont en fait que la première étape de la réalisation spirituelle et non sa finalité. Car nous ne parlons plus de réalisation exclusivement spirituelle, mais spirituelle et matérielle, individuelle et collective. Une réalisation intégrale, comme dit Sri Aurobindo.

C'est pourquoi les yogas de l'Inde d'aujourd'hui ne disposent plus que d'une moitié de la vérité. L'autre moitié, c'est la pensée occidentale qui la cherche, aussi frénétiquement que vainement, par ses méthodes rationnelles et productivistes. La recherche de la vérité en Occident et en Orient, sont les deux têtes du sphinx, qui représentent l'unité et la multiplicité, la profondeur et la surface, et elles se détournent l'une de l'autre.

Et ce qu'exprime Sri Aurobindo devient si évident quand nous avons assimilé un petit peu de ces deux mondes si différents que sont la vie occidentale et la philosophie orientale! Nous sommes à une époque cruciale de l'histoire humaine où nous devons réunir de nouveau ce que nous avons séparé et retrouver la vision globale et la vie pleine et entière si nous voulons survivre à cette impasse dans laquelle nous sommes. Une pensée basée sur la division, même si elle est incarnée par l'autorité de la Science, ne peut pas conduire à l'harmonie et à la vérité. Au contraire, nous observons que plus la technologie se développe et la connaissance de la matière se fait pléthorique et plus la vie se rétrécit et plus l'être humain étouffe et dégénère.

Et de la même manière, une pensée, fût-elle lumineuse, yogique et spirituelle, qui se détourne de la Terre, ne peut pas transformer la vie terrestre. Nous sommes face à un double échec.

Si nous aspirons à une vérité intégrale, nous devons sortir de l'hypnotisme qui nous asservit à l'une ou l'autre de ces deux représentations antagonistes et pourtant si complémentaires. Mais ce sont les yogas de l'Inde qui peuvent nous apporter la méthode de notre libération, ainsi qu'une grande variété d'outils pour cultiver notre jardin intérieur et nous reconnecter à ce silence de notre âme **et de** l'âme du monde. Parce que la vraie méthode et la vraie ressource sont à l'intérieur.

Heureusement, nous n'aurons pas à créer ce silence de toutes pièces par nos efforts ; nous devons simplement le découvrir en nous, nous frayer un passage vers lui. Car c'est bien de cela qu'il s'agit. Quand on découvre en soi cette substance silencieuse, ces espaces de liberté, ce regard qui traverse ou qui survole, ce bonheur autosuffisant, cet état d'abondance dans tous les compartiments de notre psychisme, on voit bien que tout cela est en nous et que c'était là depuis toujours.

Mais pour celui ou celle dont la vie est amère ou aride, et qui ne découvre dans la méditation que la lutte contre lui-même, la litanie des pensées et la tyrannie des émotions, plus puissantes parce que nous avons enlevé nos armures – ou encore le sommeil et les douleurs du corps, cela ne peut être qu'incompréhension ou même, peut-être, provocation.

La méditation est un art difficile, comme pour tout débutant dans un métier qu'il aborde, et ici d'autant plus, car nous nous sommes confrontés à une forêt vierge qu'on a toujours ignorée.

Alors, il faut persévérer, apprendre la difficile leçon de l'acceptation de soi, rassembler notre aspiration, notre confiance et notre sincérité pour apaiser le mental et ouvrir un passage peu à peu vers l'intérieur de nous-mêmes. Pour cela, nous aurons besoin de retrouver le sens de la discipline, adopter une progression réaliste et choisir une méthode efficace.

Pourquoi la méditation est-elle si difficile si nous sommes naturellement ce moi profond, un avec l'univers et si nous avons toutes ces ressources en nous ? Parce qu'on nous a appris à nous identifier, non avec ce moi essentiel, mais à une représentation, à une image de notre individualité qui nous a été imposée par notre milieu, notre éducation et par notre histoire personnelle, l'ego.

Et voilà certainement la principale raison pour laquelle il nous faut tant de temps, tant d'efforts et d'exercices, et aussi tant d'inventivité : pour prendre par surprise ou pour persuader ce petit moi de lâcher prise et de s'effacer.

En effet, que deviendrions-nous sans nos efforts et nos peines, sans l'épaisseur de notre labeur, sans nos craintes et nos espoirs, sans les poussées de notre volonté, la cohorte de nos désirs et les constructions de notre mental ? Nous préférons sans doute avoir l'impression de contrôler et de diriger à notre manière notre vie et notre environnement, même si le résultat reste limité. Plutôt, peut-être, vivre médiocrement, et me sentir libre, que vivre mieux, mais sous une influence extérieure ?

Autrement, nous pourrions réunir et réconcilier en peu de temps le monde de la surface et le monde du dedans comme nous le pouvions naturellement quand nous étions encore un jeune enfant.

Nous manquons d'autre part de maturité. Tout dans notre vie témoigne des défauts de jeunesse de notre conscience. Nous manquons de conscience, nous manquons de vraie force, et notre foi en la vie et notre confiance en nous-mêmes sont limitées et fragiles. En un mot, nous manquons de **conscience-force**, de *shakti* comme on dit en Inde.

Nous avons de la sorte mis le doigt sur les deux résistances ou obstacles qui entravent notre programme naturel d'évolution : l'ego et le manque de conscience-force.

Mais justement, c'est aussi pour alimenter cette existence intérieure, éveiller notre force profonde et intensifier et élever notre regard intérieur que nous devons toucher ce silence à la fois statique et dynamique, qui est en nous, et nous y régénérer.

Nous avons davantage besoin de force et de maturité que d'extase. Nous avons surtout besoin de paix, de structure, d'équilibre et de discernement si nous voulons faire entrer en nous davantage d'intensité, de lumière, de grandeur et de diversité. La vie est trop vaste, la Nature est trop grande, la réalité est à la fois trop complexe et trop simple, car la Vérité ne peut être qu'intégralité et félicité infinie.

Ce n'est donc pas facile de nous laisser imprégner dans cette vibration silencieuse, même si c'est le chemin le plus court pour accomplir l'être humain que nous rêvons d'être et pour le voir grandir naturellement vers ce que nous appelons l'idéal ou la divinité, qui n'est rien d'autre que la largeur, la lumière, la perfection que nous devons devenir, et la réunification avec notre centre qui est aussi, tout naturellement, le même centre en chacun et en toutes choses.

Le yoga n'est donc pas seulement une excellente méthode de relaxation pour notre corps et notre esprit ni encore l'art difficile de plonger en soi-même ; c'est aussi une culture du vrai, du vaste, du beau, de la conscience qui s'élargit et s'affine, de l'intelligence qui résout et de la force qui guérit et transforme. C'est aussi un monde de créativité et de subtilité, une science de la conscience et de l'être par rapport à la science que nous connaissons, qui explore l'énergie et nourrit l'avoir et l'ego.

Le troisième millénaire est là, à notre porte. Ce ne sera pas un monde exclusif de super technologie qui nous apportera davantage de rêve et de pouvoir extérieur. Ce rêve-là, nous l'avons déjà enterré, car nous voyons qu'il nous conduit à l'aliénation de notre moi le plus intérieur et au mépris des lois justes et bienfaisantes de la vie. Ce pouvoir factice construit en fait notre propre fragilité. Ce ne sera pas non plus une superstructure économique mondiale qui enrichira davantage quelques privilégiés en accroissant la misère matérielle et morale de l'humanité tout en saccageant la nature et en infestant la Terre. Ce ne sera pas[1].

D'abord parce que ce modèle est une impasse qui conduit l'humanité à sa dégénérescence complète ou à son extinction. Ensuite, parce que les hommes se réveillent peu à peu de l'ignorance et de l'inconscience dans lesquelles ils ont été maintenus et parce qu'on ne pourra pas toujours les mystifier. C'est la rançon de la propagation des moyens de relation, de communication et d'éducation. Lorsque la conscience grandit, dans un environnement sain, elle devient un phare qui troue l'obscurité de la vie et met en relief toutes ses imperfections et ses contradictions.

Le troisième millénaire verra l'émergence d'une base consciente et la révolte de la Nature ou de l'Esprit qui contraindra les dominants et les nations, avec l'aide de cette base, à entrer dans le moule d'une unité humaine, d'une nouvelle vision de la vie, de vérité, d'universalité, de fraternité, d'harmonie et de beauté intérieure et extérieure, dans le cadre d'une évolution individuelle et collective. Car la vérité, si nous la voulons entière, ne peut être qu'évolutive. Ce sera l'union et

---

1. Cette préface, écrite il y a plus d'une vingtaine d'années nommait deux dangers : l'avènement du transhumanisme et une hégémonie financière mondiale mettant en coupe réglée le monde. Aujourd'hui, nous voyons une tout autre réalité avec l'avènement à grands pas de ce gouvernement mondial totalitaire qui utilise un virus comme une arme biologique et un vaccin, arme biologique améliorée, pour réaliser un génocide planétaire et un asservissement de toute l'humanité en parallèle avec la destruction de toute spiritualité, de toute culture, de toute différentiation, de toutes les traditions.

la fécondation des deux mondes de l'énergie et de la conscience, de la matière et l'esprit. L'impasse dans laquelle l'humanité s'est enfermée et l'élévation constante de la conscience individuelle ne peuvent que conduire à une croissance de la conscience dans un monde basé sur une vérité intégrale, d'unité et de multiplicité, dans laquelle tous les éléments de la vie doivent être représentés. C'est le pari que l'humanité doit relever et réussir.

Au jardin du Silence fait suite et prolonge notre précédent livre *Apaisez votre mental*[1]. Jamais, probablement n'aura-t-on rassemblé autant de moyens pour calmer la pensée, parvenir au silence intérieur, transformer l'émotion, maîtriser notre vitalité et notre énergie interne, accéder à de nombreux états modifiés de la conscience et ainsi la développer, l'élargir ou l'élever. Cela constitue à la fois un formidable argument pour convaincre le mental que cela est possible et un outil de travail particulièrement riche que chacun peut utiliser à sa guise et selon sa nature. Il se peut donc que cela rende notre sélection plus difficile, car nous sommes davantage habitués à une démarche unilatérale et exclusive et à des recettes simplistes, mais c'est délibérément que nous voulons encourager cette vision et cette démarche intégrale que nous considérons comme indispensables.

Nous avons cherché un point de vue pour la transformation de soi qui n'est ni exclusivement mystique ni réservé aux privilégiés de la nature, bien nés, bien dotés et sans défauts. S'il est vrai que la dimension spirituelle, contenant toutes les perfections, réside au cœur du monde et de l'homme, alors ce doit être la chose la plus naturelle au monde! Et il n'est donc pas nécessaire d'en faire toute une histoire et de la recouvrir d'un manteau d'ésotérisme impénétrable! Nous avons cherché un point d'appui qui soit naturel, universellement répandu dans l'être humain depuis qu'il regarde les étoiles, qui se base sur le besoin, les besoins les plus essentiels de l'homme, son existence, son individualité, son aspiration à s'élever et à progresser, ses rêves éternels les plus profonds.

Nous aimons de Sri Aurobindo ce souci constant d'une vision intégrale, parce que nous sommes totalement persuadés que la vérité ne peut être qu'intégralité et donc évolutive puisque nous sommes limités. D'autre part, la Nature a produit un être humain d'une infinie diversité.

1. *Apaisez votre mental*, éditions AMRITA, épuisé.

De tout cela découle la nécessité d'une multiplicité de méthodes et de pratiques pour servir cette transformation globale de soi ainsi qu'une multitude de chemins. Dans une vision totale, toutes les voies deviennent complémentaires et tout sectarisme est la marque, non seulement d'une vision limitée, mais aussi d'une volonté consciente de diminuer la valeur des autres voies, de les rejeter, voire de les combattre. Ce ne sont pas nos choix qui posent problème, ce sont nos exclusions! Alors, pourrons-nous opposer à toute difficulté non pas une, mais plusieurs ressources et à tout problème plusieurs solutions.

Ainsi, pourrons-nous découvrir un art de la posture, l'âsana, du souffle, prânâyâma, ou des diverses techniques tantriques de méditation, qui ne soient pas seulement au service d'une vie tournée vers l'intérieur, mais tout aussi capable de transfigurer de la même manière notre vie extérieure et notre métier d'homme. Alors pourrons-nous y retrouver ces nouvelles idées défendues par Sri Aurobindo ou La Mère : la transformation complète de l'ego et de la nature humaine, l'union de la vie intérieure et de la vie extérieure, l'émergence et le rayonnement du Divin individuel, le développement de l'aspect spirituel dynamique autant que passif ou encore la vision du Divin dans tout et comme tout ce qui existe. Ce sont les premières étapes fondamentales avant d'aborder les étapes supérieures qu'ils ont décrites. Nous n'avons pas la prétention d'en dresser un guide.

Nous croyons à la nécessité de reconnaître à la fois l'unité et l'intégralité, mais aussi la diversité et l'unicité et en tant qu'Occidental d'explorer de nouvelles voies de développement qui réconcilient vie intérieure et extérieure. Nous souhaitons mettre en relief d'autres représentations de la méditation, comme le centrage ou la jonction dynamique au cœur de la vie active ou d'autres représentations du Divin, peu répandues en Occident, comme la Mère universelle, la conscience-force, notre moi le plus profond, notre centre originel ou simplement notre perfection à venir, notre devenir évolutif.

Enfin, comme nous l'avons dit, la méditation ne sera plus considérée uniquement selon un point de vue spirituel extérieur à la vie du monde. Nous y inclurons l'art de la maîtrise du matériau de notre conscience, notre *citta*, la substance de base de notre mental, de nos pensées et nos images pour accéder au silence mental qui est la condition à notre accès au mental supérieur et au Supraconscient. Et nous généraliserons cette idée que nous pouvons engranger des ressources nouvelles – et le mental supérieur en fait partie – dont nous avons tant besoin pour survivre à cette folie collective et nous reconstruire légitimement et participer à la reconstruction du monde selon nos rêves les plus beaux.

Au jardin du silence ne peut pas explorer les différents aspects de ces nouvelles facettes de la méditation sans que cela aboutisse à un volume épais fort indigeste. C'est pourquoi ce volume sera consacré aux techniques respiratoires. Le prochain volume sera orienté sur les méthodes vibratoires et psychologiques.

Au jardin du silence est une invitation à la discipline intérieure, mais aussi à la confiance en soi et à la force profonde qui sont naturels profondément en nous et dont nous avons tant besoin pour retrouver le vrai sens de notre vie et l'essence de notre être. Ce n'est pas un programme pour trois semaines ou trois mois, mais une entreprise de passion, de recherche, d'exploration et de découverte, la satisfaction de toute une vie, dans la loi d'accomplissement juste de soi-même.

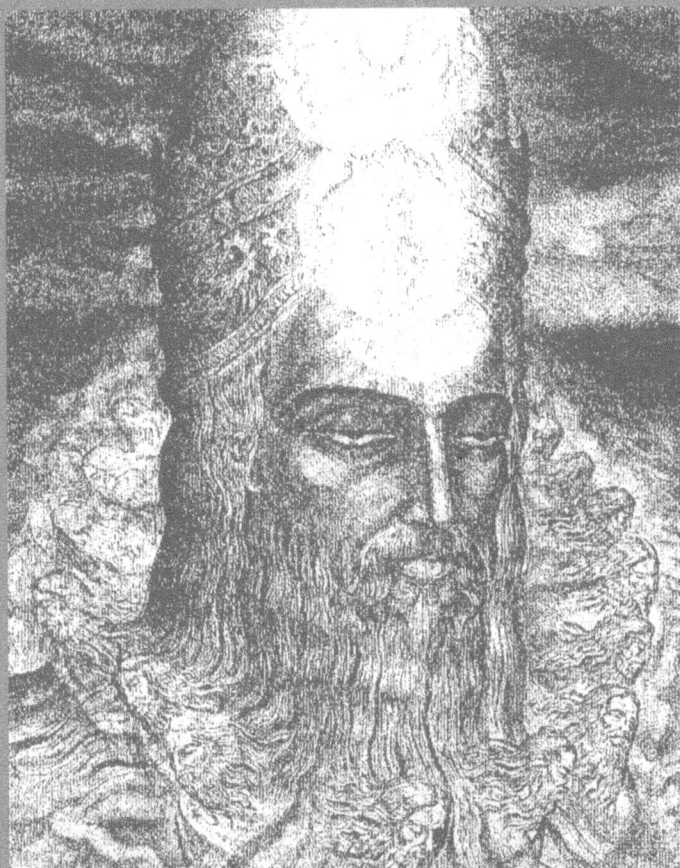

L'Être conscient, Purusha

1
UNE NOUVELLE APPROCHE
DE LA MÉDITATION

L'homme inachevé

Sommes-nous condamnés à errer dans notre misère entre le matérialisme sans espoir de la Science ou du libéralisme économique, et la morale superficielle de la religion?

Nos aspirations spirituelles ne sont pas le produit d'un conditionnement religieux ni nos désirs d'accomplissement humain ne sont l'œuvre d'un conditionnement socioculturel. Les unes et les autres sont légitimes, ils proviennent du programme évolutif qui accompagne l'humanité depuis sa naissance. Mais ils nous ont été présentés comme antagonistes et sont récupérés par les systèmes en place. Alors, ils nous laissent un goût d'amertume et de frustration, car ils sont les deux moitiés d'un fruit issu de la même graine.

Pouvons-nous réconcilier le plaisir du corps à courir sur la plage humide, la joie du créateur et de l'artiste, la satisfaction d'accomplissement du chef d'entreprise, la passion du philosophe, du chercheur ou du sportif de l'extrême, la béatitude du corps, si intense que le moindre mouvement semble de plomb, et l'expérience intérieure d'une existence absolue dans laquelle les formes du monde nous apparaissent vides et irréelles, comme si elles étaient formées du carton-pâte des décors de théâtre? Comment réconcilier la plénitude d'un corps conscient, d'un geste débordant d'énergie vitale, l'harmonie d'un mouvement vrai dans une action juste, la sensation de beauté, la dévotion du cœur et l'expérience transcendante de l'Absolu impersonnel?

Existe-t-il une force capable de relier nos idéaux humains et nos aspirations spirituelles? Nous rêvons tant d'un accomplissement qui ne soit ni seulement humain ni exclusivement spirituel et d'une cohérence qui englobe toute la vie!

Pourquoi méditer?

La tradition indienne du Yoga remonte à plusieurs millénaires. Les Vedas, les Oupanishads, les Agamas, les Puranas, les Tantras, ont donné naissance aujourd'hui à deux courants importants, le Tantra et le Vedanta.

Selon Sri Aurobindo, dans les écritures les plus anciennes, védiques, le Divin était représenté comme tout ce qui existe, qu'il soit invisible ou visible, manifesté ou non manifesté. Mais plus tard, à l'époque des Oupanishads, en s'efforçant de distinguer entre l'essentiel et l'illusoire, il y a eu une scission dans la Connaissance et une séparation entre d'un côté la suprême Réalité, Brahman et la Nature, perçue comme une illusion. Le Vedanta[1], comme le Bouddhisme suivirent cette voie, celle de la Conscience.

Mais un autre courant se développa parallèlement, le Tantra, qui prit le parti de l'Énergie divine, Shakti, dont la Nature fait partie. Le Yoga védantique fit de la *libération*, son objectif exclusif, tandis que le yoga tantrique mit en avant la *libération* et la *jouissance.* Quant à Sri Aurobindo, dans son Yoga intégral, qui voit la nécessité d'intégrer l'énergie et la conscience dans une vision plus vaste, il préfère parler de *libération* et de *transformation.*

La voie tantrique est moins ardue, elle accepte le monde et ses plaisirs, mais au sein de sa priorité de libération. Soulignons également que l'austérité et l'ascétisme renferment l'individu sur lui-même et l'isolent, tandis que la jouissance, le plaisir multiple des sens, mais aussi de toutes les formes du prâna et de la conscience, conduisent à la floraison de la vie et de l'amour. Cependant, nous devons reconnaître que l'ampleur de notre succès dans ce domaine sera proportionnelle à notre capacité de jouissance désintéressée, d'implication non égotique.

Il est bien acquis que la libération spirituelle est la libération des dualités et de l'ego. Cependant, même si la transformation de la nature individuelle est reconnue dans le Tantra, ce n'est pas une fin en soi et la transformation du monde n'y est pas nécessairement qui comprend tous les plans incluse. Seul, Sri Aurobindo mettra sur le même plan la libération et la transformation, celle de la conscience autant que de l'énergie et la Nature, de l'individu comme celle du monde.

1. Le principal courant du Yoga est védantique.

Le Vedanta cherche à atteindre la suprême Réalité, *Sat-Chit-Ananda*, à travers la conscience et donc préférentiellement par la méditation.

Le Tantra comprend deux écoles de philosophies et donc deux approches, appelées le Tantra de la main gauche et de la main droite. D'un côté, nous avons comme lignes de pratique, une insistance sur le guru, la devata[1], le mantra et le yantra[2], et de l'autre, un ensemble complexe et prolixe de techniques au service de la libération par la Shakti individuelle, Kundalinî. Mais la discipline tantrique utilise aussi abondamment les relations multiples, qui existent dans tous les sens, entre la respiration, le prâna, le citta[3] et le psychisme. C'est cette dernière approche pratique que nous privilégierons ici.

Quant à Sri Aurobindo, dans son Yoga intégral, il recommande de s'appuyer sur la Shakti universelle et sur la réalisation du Divin individuel, Jîvâtman – et de sa représentation dynamique dans le Cœur, l'Être Psychique.

Pour nous, immergé et impliqué dans la vie du monde, à une époque de violence, de chaos, de mensonge et d'égoïsme, en particulier dans les sphères de pouvoir, qui multiplient les résistances au Bien, à la Connaissance et au progrès humain véritable, la méditation comme les autres pratiques du Yoga, ne peuvent plus avoir le même sens. Nous avons vu les dangers d'une spiritualité qui délaisse le monde, et donc qui lui a réfuté toute vérité[4]. Et ce n'est donc que logique que le monde aujourd'hui se désagrège et que partout s'exposent l'exploitation de l'homme et de la Nature et la souffrance humaine. C'est la fin d'un cycle où l'ombre est la plus noire, sur la rive d'un autre cycle, de lumière. Ce nouveau monde qui vient porte l'évidence d'une vérité qui ne peut exister que dans l'intégralité. L'individuel et le collectif, la matière, la Vie, le Mental, l'Esprit infini et éternel. Rien ne manque et chaque chose se dirige vers son destin de plénitude, la conscience autant que l'énergie et donc la matière. C'est la vision de Sri Aurobindo.

1. Devata : les divinités, les anges, les présences et puissances divines. La devata est caractérisée par son nom (mantra) et son symbole (yantra).
2. Yantra : forme, symbole, diagramme mystique, mandala.
3. Citta : prononcer tchitta. La substance de la conscience.
4. Il en est de même de la plupart des religions et mouvements religieux, philosophiques et spirituels, de ces deux derniers millénaires – pour faire court – qui se sont écartés de la Nature, de la matière, d'une Connaissance intégrale, d'une Vérité intégrale. Chacun recherchant la vérité en dehors de la vie terrestre.

Et dans cette optique, nous voyons la nécessité de la **libération** et de la **transformation**. Et parce que nous vivons dans un monde difficile et que la transformation de soi devient si exigeante, l'acceptation de la **jouissance** dans notre vie devient une ressource. Mais elle n'est pas une fin en soi et elle ne fait qu'accompagner la recherche de libération et la transformation de notre nature.

La jouissance est partout, elle prend mille formes, et il se trouve qu'elle est une caractéristique du Prâna, l'énergie de Vie, universelle comme individuelle. Car Prâna éveille tous les désirs de l'Univers et conduit à la fois à toutes les dualités, responsables de nos errements et de nos souffrances, mais aussi conduit à l'énergie, au pouvoir et à la jouissance. Et plus nous avançons sur la Voie et plus se révèle le principe du plaisir, de la joie et de la béatitude, dans la mesure où nous ne l'excluons pas.

Le prâna apporte la jouissance. La transformation du prâna individuel apporte la béatitude. Nous connaissons la jouissance de la nature extérieure, que le corps, le mental et le prâna nous gratifient. Mais que connaissons-nous de la jouissance de la conscience ? Par la respiration et la méditation, par la combinaison de la croissance et de la transformation du prâna et de la conscience, nous faisons l'expérience de la jouissance et nous honorons et nous célébrons la Vie et nous cheminons sur une Voie moins austère pour la réalisation de nous-mêmes.

C'est ainsi que nous serons amenés à mettre en avant dans la méditation trois objectifs :

◊ **Accéder à la profondeur de la conscience et à la transcendance.**

◊ **Accroître nos ressources,** dans un monde où le soi-disant progrès devient hostile au meilleur de l'être humain et destructeur des valeurs nobles de l'humanité.

◊ **Accéder au silence mental** et donc à la maîtrise de la pensée et de l'image. Parce que le silence mental conduit à nos plus grandes ressources, présentes et futures, autant qu'à la profondeur et à la transcendance.

Cette représentation de la méditation possède un autre avantage : elle nous prépare à toutes les formes de méditation, qu'elles que soient les philosophies et les courants spirituels, et cela peut se réaliser au milieu du monde moderne, même si c'est difficile.

La transcendance

Là aussi, nous distinguerons la transcendance de la conscience et la transcendance de la nature.

La transcendance de la conscience est l'accès à la conscience profonde, qui culmine dans l'expérience du Divin intérieur, du Moi spirituel dans le Cœur profond, l'Être Psychique, et dans le Supraconscient, qui comprend tous les plans mentaux supérieurs à la conscience humaine actuelle, vers l'universel, vers la Conscience éternelle et infinie sous toutes ses formes.

L'Être Psychique[1] incarne à la fois la réalisation de soi et la transcendance. Remarquons que dans la pyramide des besoins de Maslow, ces deux concepts occupent les deux degrés les plus élevés.

Dans le domaine de la Nature, le besoin de transcendance recouvre tous les efforts pour aller au-delà, se dépasser, se perfectionner, progresser dans tous les domaines. (perfectionner un outil, une technique, une action, une qualité psychologique, une ressource, une stratégie, un domaine de connaissance…) La science, l'éducation, la thérapie ont toujours été des domaines liés à la recherche de la transcendance, mais ce n'est plus vrai aujourd'hui, à l'exception de quelques penseurs et chercheurs isolés, souvent en opposition avec l'esprit de leur discipline et avec leur hiérarchie.

Le sens et le moteur même de l'évolution implique cet élan vers la transcendance. Il trouve son origine dans le Vital, la partie de l'être humain lié à la Vie, et son besoin naturel d'expansion, mais aussi dans le mental supérieur, à l'origine par exemple du besoin de connaissance et de perfection. Cependant, l'expression la plus forte de la transcendance et du dépassement de soi provient surtout de l'influence de l'Être Psychique car c'est sa caractéristique la plus évidente.

Le dépassement de soi dans notre société

Traditionnellement, comme nous l'avons remarqué, la méditation est associée à la recherche de la transcendance de la conscience, à la réalisation spirituelle, à l'intériorisation profonde et à l'entraînement à acquérir et cultiver cette position de pure conscience, en opposition

---

1. Afin de ne pas prêter confusion entre les mots *psychique*, proche de psychologique et *Être Psychique*, issu d'un contexte résolument spirituel, nous mettrons le début du mot en majuscule.

avec le monde de l'énergie et de l'action extérieure. De ce point de vue, c'est donc essentiellement une démarche mystique et intérieure.

Cet objectif est renforcé à notre époque par un modèle de civilisation régenté par une pensée scientifique soumise à un mode de pensée rationaliste et matérialiste exclusif et assujetti à un monde économique.

L'influence de la pensée scientifique dans tous les domaines est servie par l'impressionnante moisson des données décrivant la matière et son fonctionnement. Cependant, nous nous devons de souligner que cette pléthore de découvertes et de connaissances n'est que la description d'une vision séparatrice de la Réalité, tronquée de sa substance de l'unité et marquée du sceau de l'incapacité de ce mental diviseur. Nous ne savons toujours rien de la matière connectée ni de la vie connectée. Cela est manifeste dans les limites ou les impasses de la médecine, de l'énergie ou de l'agriculture, mais aussi dans tous les domaines de la vie politique ou sociale. Soumis à ces lois scientifiques, rien n'est jamais satisfaisant.

De même, nous ne parlons pas du légitime commerce entre les hommes, mais d'une économie au service d'une oligarchie financière mondialiste, qui pompe toutes les richesses et asservit les individus dans une société de consommation basée sur le triomphe du désir individuel, de l'égoïsme et de l'imposition de la loi du plus fort, du plus intelligent, du plus gros au détriment des moins pourvus et des moins adaptés.

De cela découlent plusieurs choses :

◊ Un mode de pensée unique, rationaliste, matérialiste, extériorisé et superficiel universellement répandu et progressivement imposé à toutes les cultures, traditions et modes de pensée. C'est l'assurance à terme de la disparition de toutes les anciennes traditions de l'humanité, de toute culture profonde, transcendante, subtile, de tous les rêves nobles de l'humanité. La philosophie et la psychologie seront entièrement rationalisées et en seront écartées toute profondeur et transcendance. Le meilleur de l'art ou de la poésie disparaîtra. La spiritualité sera contrainte de devenir clandestine. Les êtres humains seront uniformisés, assimilés à des machines pensantes particulièrement adaptées à leur asservissement et à leur exploitation.

◊ La légitimisation et la généralisation de l'égoïsme individuel et collectif. Cela encouragera la division, l'agressivité et la violence. Et en réponse, une plus grande nécessité de sécurité, avec l'abolition progressive de la liberté individuelle.

◊ La disparition de toute profondeur, de tout sens, en dehors de l'intérêt personnel, la disparition de tout ordre, organisation, harmonie, connaissance ou technique au service du bien-être individuel et collectif. Car le progrès technologique officiel est aujourd'hui soigneusement adoubé, sélectionné et limité par le Système, remplaçant le véritable progrès du bien être physique et psychique de l'humanité. Et cela conduit à l'élimination de toute recherche supérieure ou profonde, de toute action intuitive ou féminine, désintéressée, de toute philosophie authentique et de toute spiritualité qui pourraient le remettre en question, le contredire, le menacer.

C'est pourquoi plus ce modèle de pensée et de mode de vie va s'étendre et plus le besoin de méditer va grandir dans la partie de la population qui a cultivé suffisamment sa conscience pour ne plus être dupe, hypnotisé par les mirages du pouvoir et des technologies fallacieuses. Car l'être humain véritable ne peut pas accomplir sa vie sans lui donner un sens profond. Pour ces personnes, le centrage, l'intériorisation et la méditation correspondent à une nécessité, semblable à la soif du pèlerin dans le désert[1].

L'objectif le plus répandu de la méditation est la recherche de connexion avec une réalité, une dimension, une présence supérieure, spirituelle, universelle, transcendante. Il répond à un besoin et non pas à un devoir. Il s'exprime habituellement par la prière, l'oraison, l'invocation, la contemplation, la dévotion, l'adoration, la culture du silence, la méditation, mais aussi la recherche de relation avec la nature, avec ce qui est vaste, le beau, le bien, la joie, l'amour, l'action ou la connaissance désintéressés.

La transcendance se construit par *l'élévation* et la **profondeur**. En créant la relation avec la dimension spirituelle du Moi individuel et cosmique en haut et de l'Être Psychique dans la profondeur du cœur, elle équilibre l'expansion de l'ego, corollaire à l'expansion du prâna et de la conscience. Sans la transcendance et la transformation, ni l'ex-

---

1. La méditation deviendra inaccessible aux personnes vaccinées, immergées dans un monde artificiel et un brouillard électromagnétique puissant.

pansion ni la jouissance ne peuvent garantir le développement juste de l'individu et la vie spirituelle.

Accroître ses ressources

Notre monde a changé. Certes, mais nous sommes toujours confrontés aux mêmes difficultés et dangers que l'être humain rencontrait au Moyen âge, comme les épidémies[1] ou les guerres incessantes[2]. Nous jouissons d'une grande sécurité matérielle, d'une autosuffisance alimentaire, voire d'une certaine abondance matérielle. Et pourtant, nous ne vivons pas pour autant dans le bonheur, dans le calme intérieur, la plénitude de la vitalité, l'harmonieuse abondance émotionnelle, et le niveau de santé, partout, se détériore constamment.

La force vitale, qui est grande dans la jeunesse, diminue rapidement avec les années qui passent et nos énergies et nos intérêts s'émoussent inéluctablement.

Nos scientifiques et nos experts, avec l'approbation de nos anciens, nous diront que tout cela est normal et que tout dans l'univers suit la loi sacro-sainte de l'entropie[3].

Mais il apparaît pourtant une contradiction dans le fait que l'énergie de l'univers ou de la Nature nous apparaît illimitée. Et nous trouvons des exceptions à cette entropie soi-disant inéluctable. Par exemple, le crudivorisme rehausse considérablement le niveau de la vitalité individuelle et la pratique du respirianisme[4] porte ce niveau à une échelle surhumaine, puisque l'individu n'a plus besoin que de quelques petites heures de sommeil et jouit en permanence d'une abondance psychique et énergétique, de qualités extra-sensorielles, de qualités physiques nouvelles et d'un retour à la santé totale.

De même, par la pratique du Yoga, de disciplines énergétiques ou méditatives, l'adepte découvre lui aussi un accès à une vitalité exceptionnelle, à des états augmentés de conscience, expérimente une

1. Nous craignons d'être entrés dans une ère d'épidémies perpétuelles!
2. Il faut bien reconnaître qu'un état de guerre est présent dans de nombreux pays. Quant à la santé, on arrivera bientôt à une situation tellement catastrophique, associée aux traitements sans espoir de la médecine moderne, que nous pourrions arriver à envier la médecine des peuples racines.
3. L'entropie, dans la représentation rationnelle et anthropocentrique est synonyme de désordre et d'appauvrissement. Mais dans une représentation plus vaste, plus consciente, elle exprime une loi d'échanges, une transformation.
4. Respirianisme: quand l'individu ne mange plus et se nourrit de prâna.

capacité à repousser sans cesse ses limites et découvre des niveaux vibratoires de plus en plus élevés.

Nous constatons qu'il existe bien deux niveaux d'existence.

Le premier est lié à une Nature conventionnelle, normale, définie dans une représentation usuelle en relation avec l'assouvissement des besoins de base, ceux-là justement qui sont exacerbés par les stratégies manipulatrices de nos élites et de tous les cercles de pouvoir qui gravitent dans la sphère humaine. *Panem et circenses[1]*. Mais circonscrite aussi dans le champ de conscience où les dualités sont la règle et où le système sensoriel du corps constitue l'ultime repère[2], l'ultime vérité, comme dans le cadre de référence général de la Science.

Le second niveau d'existence se révèle quand l'individu n'est plus satisfait par les besoins de base et par ses désirs et ambitions personnelles, et qu'il commence à être habité par des valeurs plus subtiles, plus complexes, plus vastes, plus universelles, plus essentielles. Et là, il doit faire un saut « quantique », il doit être prêt à renoncer à ses anciennes valeurs et à se lancer dans le vide pour passer à l'autre monde. C'est difficile, cela peut être angoissant, mais s'il s'accroche à son aspiration, elle le portera jusqu'à l'autre rive, de palier en palier ou soudainement selon sa nature et la force de son besoin.

Cet autre niveau d'existence, de conscience et d'énergie est accordé, connecté, harmonisé au Tout, à l'unité universelle, au Champ unifié de conscience/énergie, à une représentation dans laquelle tout est possible, un monde, un Aether dont les seules limites sont celles qu'on lui donne et dont la loi est plénitude, béatitude, satiété extatique – ou encore : perfection, accomplissement illimité[3].

Cet autre monde, que nous appelons « spirituel » dont le terme a été si galvaudé, et qui suscite tant de méfiance, devra peut-être être renommé pour apprivoiser l'homme moderne, conditionné pour être rationnel, matérialiste, athée, agnostique, incrédule, sceptique par habitude, égoïste et intolérant, adapté pour la conformité, le court terme, et acculé toujours plus vers ses besoins et ses désirs les plus ba-

1. La formule des Romains, qui avaient déjà tout compris de la politique : « du pain et des jeux ».
2. Exprimé autrement : « l'ultime vérité est la sensibilité du corps », cela montre l'aberration d'une pensée simiesque qui veut régner sur le monde !
3. C'est le grand défi de notre époque et de l'après-libéralisme, avec le passage à ce que nous appelons la surunité et l'Énergie libre, qui ne s'exprimera pas que dans le domaine énergétique, mais dans tous les champs de la vie.

siques. Souvenons-nous qu'aujourd'hui encore, la vision intérieure, les contacts avec le monde invisible, la quête mystique sont considérés comme des délires psychotiques passibles d'hôpital psychiatrique et de camisole chimique !

Mais en dehors de la recherche de transcendance, il existe aujourd'hui une autre raison pour méditer et elle est directement liée à l'environnement toxique créé par ces nouvelles technologies et la pression croissante que le Système exerce sur les peuples qui engraissent les élites financières et les sociétés transnationales. Cette pression s'exprime par des conditions de travail de plus en plus difficiles, une restriction constante du pouvoir d'achat, la déshumanisation de la vie professionnelle et administrative, une vie relationnelle et culturelle de plus en plus virtuelle et limitée, accompagnée par un matraquage incessant d'informations falsifiées, truquées, manipulées, omniprésentes dans les médias, qui inondent les cerveaux humains de la planète vingt-quatre heures sur vingt-quatre, alors qu'il y a cinquante ans, cela prenait le temps du bulletin radiophonique ou de la lecture du journal.

À ce stress mental et psychique qui monte sans cesse et occupe systématiquement les consciences, et donc limitent drastiquement notre temps de réflexion, nos temps libres et amputent proportionnellement toutes nos libertés, s'ajoute un puissant stress vibratoire en croissance exponentielle.

La pollution électromagnétique, énergétique et psychique[1]

La technologie électromagnétique, électronique, informatique – et bientôt l'Intelligence artificielle (I.A.) – s'est développée de manière extrêmement rapide. Comme toutes les technologies, elle était censée délivrer l'être humain de ses tâches les plus ingrates, les plus répétitives, les plus pénibles et instaurer une nouvelle ère des loisirs et de la culture. Nous constatons aujourd'hui que nous avons été brillamment trompés, qu'ils conduisent au chômage, à la perte de la dignité humaine, à l'exploitation et à l'asservissement, déjà parfaitement décrits il y a cinquante ans dans *Le meilleur des mondes* ou dans le concept du *Big Brother*. Non seulement elle a été utilisée à des fins

1. Ne pas prendre en compte la pollution électromagnétique quand on pratique une discipline liée à une dimension subtile et énergétique de l'être humain, comme le Yoga, traduit un manque de conscience et de sensibilité et révèle une absence majeure de cohérence.

que l'on pourrait qualifier de diaboliques, mais, comme toutes les technologies issues de ce mode de pensée d'exploitation de la Nature et des hommes, elles ont été fabriquées dans un mode de production artificiel, chaotique, en opposition avec les lois harmonieuses de la Nature et il est logique qu'elles produisent des influences nocives et des conséquences néfastes. Il en est de même pour les produits chimiques synthétiques utilisés en médecine, qui génèrent tous des effets secondaires toxiques. Il y a rupture d'harmonie entre les produits artificiels et la Nature – ici, en l'occurrence, le corps humain.

Et pourtant, cela n'était pas inévitable. Nous avons souvent observé que les mêmes appareils construits par des fabricants différents n'émettaient pas le même degré de pollution électromagnétique et certaines même n'en émettaient pas du tout.

Nous avons la technologie correspondante à notre conscience

Une technologie électromagnétique ou électronique, ou même une chimie dans laquelle serait intégrée une vision harmonieuse de la Nature n'émettraient aucune pollution et leur influence ou leur rayonnement pourrait même être bénéfique pour le vivant.

Nous développons une science et une technologie qui sont connectées à nos représentations mentales. Nous ne le savons pas, mais c'est parfaitement logique. C'est simplement une logique plus complète, plus aboutie. Ce n'est pas la rationalité elle-même qui est en cause, mais les limites dans lesquelles nous enfermons cette logique ; c'est la profondeur, la largeur et l'élévation, en un mot la qualité et la subtilité de notre vision et de notre intention qui importent pour la construction de notre monde et de nous-mêmes.

Aux lignes à haute tension, qui sillonnent toutes nos campagnes, sont venues s'ajouter aujourd'hui des centaines de milliers d'antennes relais pour alimenter nos ordinateurs, nos mobiles, nos périphériques et tous nos objets connectés avec des fréquences de plus en plus puissantes. Nous en sommes à la 5G – qui augmentera considérablement le nombre d'antennes. Et les compteurs communicants, appelés *Linky* en France, sans aucun doute, avec l'accroissement de la connectivité technologique, nous apporteront à tous davantage de pollution et de vie virtuelle, mais surtout seront un maillon indispensable au système mondial de surveillance et de contrôle qu'Edward Snowden a dénoncé. Les élites financières, le complexe militaro-industriel, les sociétés pharmaceutiques et les multinationales, auxquelles on peut ajouter aujourd'hui les GAFAM[1] ont infiltré les sphères politiques et imposent aux états et aux citoyens leurs lois pernicieuses.

Un brouillard électromagnétique de plus en plus dense, en particulier dans les villes, de plus en plus nocif pour le corps et l'esprit, se répand partout et s'amplifie. Et nous installons nous-mêmes un cheval de Troie pour cette technologie qui nous détruit, avec nos téléphones portables, nos ordinateurs et nos périphériques, nos box, les décodeurs TV – et notre Wi-Fi et Bluetooth pour généraliser le rayonnement à toutes les pièces de notre maison, la chambre où nous dormons ou celle de nos enfants.

La pollution électromagnétique engendre un chaos vibratoire qui bouleverse toute l'harmonie des fonctions du corps, conduit au stress permanent, à la fatigue chronique, à l'insomnie, aux maux de tête, attaque tous les points faibles de notre santé et mine jour après jour notre système endocrinien, jusqu'au moment où toutes les défenses de l'individu s'effondrent, lui interdisant le moindre contact avec l'électromagnétisme. C'est l'électro-hypersensibilité.

Souvenons-nous que toutes nos cellules, autant que toutes nos molécules d'eau (cela compte quand même pour 70 % dans notre corps!) ou encore notre ADN, ne fonctionnent que par l'électromagnétisme. Sans électromagnétisme, il n'y a pas de chimie, pas de production de protéines[2], d'hormones ou de globules rouges, et plus rien ne peut fonctionner droit dans la mécanique du corps. Et c'est cette base du fonctionnement du corps qui est agressée et perturbée, vingt-quatre heures sur vingt-quatre.

Mais avec la pollution des corps, tout n'est pas dit parce que la pollution électromagnétique exerce aussi son influence délétère sur notre vitalité et notre psychisme. Et de cela, on n'en parle généralement pas. Les homéopathes, eux, connaissent la hiérarchie des symptômes et ils ont placé en priorité les symptômes mentaux et psychologiques parce qu'ils savent que leurs conséquences sont plus grandes sur la santé globale de l'être humain et que si on lui laisse suivre son cours, la maladie s'étendra inévitablement au corps physique.

Que se passe-t-il quand les énergies mentales et psychiques sont

1. Google, Apple, Facebook, Amazon, Microsoft, les géants du Web.
2. Il y a 8 milliards d'opérations chimiques à la seconde dans le corps humain !

perturbées et affaiblies systématiquement ? C'est le moteur même du système qui est touché, car le cerveau gère tous nos fonctionnements, le mental est le guide de l'individu et la vitalité en est l'énergie. Alors, le stress se généralise, la fatigue intellectuelle s'installe, la confusion apparaît, le discernement s'estompe, la machine mentale se ralentit et se détraque, perturbée encore davantage par les douleurs physiques de la tête et des yeux, et la dépression s'installe. Et les problèmes professionnels, relationnels et domestiques qui en sont la conséquence, aggravent encore la situation.

Alors ils nous affirment, les experts scientifiques à la solde des multinationales, champions de la mauvaise foi et de la manipulation, qu'il n'y a pas de problèmes, que la pollution électromagnétique n'existe pas, expériences de laboratoire à l'appui, ou qu'elles respectent les normes des organisations gouvernementales – qu'elles ont elles-mêmes imposées et dont elles repoussent sans cesse les seuils. Nous connaissons leurs mensonges et la perversité de leurs arguments et de leurs stratégies de communication et de développement, qu'ils expriment d'ailleurs depuis cinquante ans dans tous les scandales environnementaux, alimentaires et sanitaires.

Et ici, qu'on nous permette de souligner que la Science ne reconnaît ni la Vie ni la Conscience et que ses protocoles ont été mis au point pour étudier, *en laboratoire*, les lois de la matière, d'une matière qu'ils ont enfermée dans une représentation dogmatique à laquelle elle doit obéir.

La Science nie l'existence de l'énergie universelle. Elle s'en sort en faisant apparaître à l'origine de la création, lors d'un Big Bang que rien n'explique, un réservoir colossal d'énergie. Mais l'univers serait déjà éteint depuis longtemps si la création de l'énergie n'était pas accompagnée de la préservation de l'énergie. Brahma, le Créateur, Vishnou, le préservateur et Shiva, le destructeur. Ce sont les trois mouvements indispensables de l'énergie de l'univers.

Comment alors la Science peut-elle comprendre quelque chose à un être vivant et conscient, quand l'émotion est produite par une glande et la pensée fabriquée par un neurone ? Si la Science était dans le vrai, comment expliquer qu'elle est incapable depuis – disons deux siècles – avec tous les moyens gigantesques humains et financiers dont elle dispose, de comprendre et guérir les maladies, ne serait-ce qu'une simple grippe ? Et comment expliquer que plus la science et la technologie se développent et plus l'être humain s'enfonce toujours davantage dans la misère psychique[1] et un stress permanent ? Il y a anguille sous roche. Il y a quelque chose à comprendre, mais nous savons qu'il n'y a pas plus sourd que celui qui ne veut pas entendre ! Alors, ne nous laissons pas impressionner par leur discours et l'arrogance de celui qui se positionne comme le détenteur du savoir.

Et n'ayons pas peur de remettre au goût du jour la sagesse des traditions anciennes qui étaient basées sur l'expérience de multiples générations qui n'avaient pas de synchrotron, mais au moins une sincérité et un bon sens qu'on ne peut plus reconnaître à nos décideurs. Nous réaliserons peut-être un jour que nous n'avons pas besoin de synchrotron ou d'appareil de cristallographie en phase gazeuse pour comprendre le fonctionnement de la Nature microscopique ou macroscopique, car la conscience peut tout connaître et tout devenir. Mais nous n'en sommes pas là et pourquoi ne pas aussi utiliser un télescope ou un microscope électronique (de préférence de type Raymond Rife) si cela peut nous aider, en attendant le miracle du développement d'une science de la conscience. Il existe d'ailleurs toutes sortes de technologies, certaines plus subtiles et plus compatibles avec une conscience élargie, et il est normal qu'elles se développent dans le cadre d'une évolution de la matière.

Nous connaissons tous l'allégorie de la grenouille dans un chaudron d'eau chaude qui ne se rend pas compte qu'elle est en train de cuire, car la température de l'eau monte très doucement, puis son attention se ramollit avec l'eau plus chaude et finalement ne peut plus s'échapper parce qu'elle est déjà à moitié cuite. C'est la méthodologie de la pollution électromagnétique. C'est aussi la stratégie idéale pour asservir un peuple.

Est-il trop tard ? Rationnellement parlant, si on se situe dans le champ de cohérence usuel, la réponse est oui, sans aucun doute. Mais si nous nous plaçons dans l'autre représentation, celle de l'unité et de l'âme du monde, du champ quantique universel, alors tout est toujours possible à chaque instant, quelle que soit la situation catastrophique. Mais nous savons que plus la difficulté est grande et plus nous devrons accumuler de ressources et plus cela nous demandera de motivation et d'implication.

1. Ou plus précisément misère de la conscience.

> *De quoi nourrirons-nous notre âme, s'exclamait une yogi[1] de l'Inde, en parlant de cette évolution technologique et sociétale ?*

C'est pourquoi nous devons nous positionner et nous placer délibérément et totalement du côté lumineux si c'est ce que nous voulons. C'est pourquoi la méditation devient encore plus indispensable. Mais, attention ! Si nos corps sont soumis à rude épreuve, dans un contexte difficile à éviter, nous aurons tendance à nous échapper encore davantage avec notre conscience, dans les hauteurs, en capitulant par rapport à la vie et au monde.

Par contre, si nous ne voulons pas abandonner nos corps et nos énergies de vie et nos rêves d'accomplissement malgré l'adversité, il nous faudra faire de la Nature une alliée et révéler ses pouvoirs les plus profonds en nous et autour, car ses ressources sont puissantes et rayonnent légitimement. Oui, il est légitime de résister à l'oppression et d'exister dans la loi la plus profonde de notre être.

C'est pourquoi nous ne devons pas tourner le dos à la force de vie, c'est pourquoi les techniques de respiration nous aideront à réunir les énergies de notre nature et l'expansion de notre conscience. C'est pourquoi nous devons accroître toutes nos ressources, celles qui appartiennent à la Nature, mais aussi celles du domaine spirituel, car ce sont les plus puissantes. Et nous cultiverons l'approche vibratoire de la respiration pour la croissance de la conscience autant que pour l'expansion de notre vitalité.

La maîtrise de la pensée et de l'image

Pour paraphraser une citation de Sri Aurobindo,

> *Les méthodes de méditation existent pour nous amener au seuil où un ange viendra nous prendre par la main pour nous emmener au-delà de l'horizon.*

Parmi ces méthodes, que ce soit pour l'envol de notre conscience ou pour engranger des ressources, le silence mental constitue sans conteste l'un des moyens les plus puissants parce qu'il nous ouvre la porte à tous les pouvoirs du Supraconscient.

---

1. Swami Chidvilâsananda, appelée par ses disciples Gurumayi.

Mais avant d'entrer dans ce silence puissant[1], nous devons maîtriser **l'état de non-pensée** (et d'absence d'image) et la position de témoin, d'observateur neutre, de non-réaction.

L'être humain pense par l'image ou par la pensée. Cela dépend de sa nature. C'est le lot de l'humanité tout entière. Et cela peut surprendre parce que dans la représentation collective, le mental ne pense que par la pensée. L'image peut sembler appartenir à un mental plus rudimentaire, mais l'apparence est trompeuse, car l'image est plus puissante que la pensée. Et d'ailleurs, les Orientaux ne disent-ils pas « *Une image vaut mille mots* » ?

En fait, l'image – que le mode de connaissance universitaire ignore et peut être même méprise – est indispensable pour explorer les mondes intérieurs et exprimer la complexité et la richesse des informations du Mental supérieur.

L'envahissement collant des images et des pensées occupe toute la place dans notre conscience et déroule la litanie des fluctuations incessantes de la vie ordinaire. En arrêtant ce flux ininterrompu de pensées et d'images, une fois passées la surprise et la crainte de l'inconnu, démarrent les processus du Mental profond et Supraconscient, annonçant la révolution sensorielle et conceptuelle d'une conscience qui découvre l'illusion de ses limites.

De plus, le silence mental apporte un développement accéléré de la conscience (vu du côté méditation classique), mais aussi de la conscience-force (vu du côté de la méditation dynamique), et nous savons que Conscience et Prâna font partie des ressources individuelles humaines les plus grandes auxquelles nous pouvons tous accéder.

Le silence mental représente vraiment l'aventure d'une vision évolutive sans limites et de la sagesse dont rêve l'humanité. Il est le moyen radical d'accès à une surhumanité lumineuse, qui peut servir l'adepte de la transcendance autant que le bâtisseur d'un homme et d'un monde nouveau. Car, avons-nous souligné, le silence a deux faces, comme Janus, le silence statique, qui, rapidement, file au-delà du monde[2], et le silence dynamique qui donne accès aux degrés supé-

---

1. Il est puissant, mais plus encore si nous le relions à la vie, car il devient alors une Conscience-Force.
2. Le silence du Moi profond peut aussi nous attirer irrésistiblement au Cœur du mystère insondable de l'existence et de la béatitude. Une fois qu'on y a goû-

rieurs du mental jusqu'à l'universel, en nous donnant les moyens de transformer la vie.

Nous en explorerons directement les nombreuses méthodes dans le prochain volume. Ici, nous verrons que la respiration nous permettra de nous y initier et nous donnera maintes occasions de cultiver l'état de non-pensée.

Le Yoga intégral

Tout d'abord, remarquons que le terme « *intégral* » ne signifie pas qu'il utilise toutes les techniques appartenant aux différentes formes du Yoga ni même qu'il puisse se définir uniquement par l'intégration des yogas de la Connaissance, de la Dévotion et des Œuvres.

Le Yoga intégral, que Sri Aurobindo a parcouru et décrit, inclut certes les objectifs de ces trois expressions de la spiritualité, mais il inclut aussi totalement les deux représentations passive et dynamique du Divin, de la Conscience et de l'Énergie, Shiva et Shakti, qui s'expriment dans l'idéal de la libération de la conscience individuelle, mais aussi dans la transformation de l'humain et du Monde.

Car nous remarquons qu'aujourd'hui, sauf exception, le Tantra comme le Vedanta ne vise et ne parlent que de libération et rarissimes sont ceux qui parcourent systématiquement tous les échelons de la hiérarchie de la conscience, ce qui reste le seul moyen de réunir le haut et le bas.

> « Ô Voyants de la Vérité… frayez-vous le chemin vers Cela qui est Immortel ; connaisseurs des plans secrets, formez les étapes par lesquelles les dieux atteignirent à l'immortalité ». —*Rig Veda*

té, il est difficile de concevoir un autre objectif spirituel. L'équilibre entre une spiritualité statique et une spiritualité dynamique est compliqué. La solution la plus simple est de privilégier la forme dynamique jusqu'au stade où elle nous apparaît indispensable. Ajoutons aussi que ce double silence peut provenir, nous le savons, du dessus de la tête, mais aussi du Cœur profond.

De même, de manière générale, les mystiques présents dans toutes les traditions s'orientent exclusivement vers le Divin intérieur, la petite flamme éternelle qui, même si elle s'exprime souvent dans le monde, ne se reconnaît pas dans le monde et n'a aucune volonté de le transformer[1].

Les Boddhisatvas reviennent pour aider leurs frères spirituels, mais ils ne reviennent jamais pour changer les lois de la souffrance et de l'Ignorance. Ils ne reviennent pas pour guérir ou transformer les racines du problème de la Terre, responsables du fait que tous ceux qui développent leur conscience décident de la quitter, de la fuir, et finalement de la trahir.

La réponse que donne Sri Aurobindo à ce problème qui scinde à jamais la vie intérieure et la vie extérieure, l'Âme et le monde, est double.

D'abord, nous devons définitivement accepter et intégrer ces deux aspects, intérieur et extérieur et non plus les opposer. Cela peut se faire en s'appuyant sur la partie dynamique du Divin individuel, qu'il a appelé «Être Psychique, comme nous l'avons vu, mais aussi sur la Shakti, l'aspect dynamique du Divin. N'oublions pas qu'il est le produit de la rencontre de l'Âme éternelle et d'une conscience individuelle lancée dans l'histoire humaine.

La seconde réponse réside dans la transcendance de cette synergie du Divin statique (Shiva) et dynamique (Shakti) dans une nouvelle conscience/énergie, qu'il a appelée «supramentale», capable de ré-initialiser la vie humaine dans une loi supérieure, avec une transformation, non seulement des conditions de vie sur Terre dépendantes, non plus de la loi des dualités et des oppositions, mais de l'unité, mais aussi de transformation de la matière elle-même libérée de l'Inconscience et de l'Ignorance, une matière illuminée en quelque sorte.

Il s'agit donc de l'incarnation à partir de ces sommets de l'Esprit universel, d'un nouveau principe évolutif, un quatrième, Supramental donc, après ceux de la Matière, de la Vie et du Mental.

---

1. Nous faisons ici référence aux 2 maisons de l'Âme, le Divin individuel dans le Cœur : (1) la flamme éternelle, statique, non évolutive, support de la spiritualité statique et (2) l'Être Psychique, la forme évolutive et dynamique, dont la finalité est la réalisation de la conscience divine dans l'individu et l'expression de cette perfection dans la nature humaine et le monde.

2

UN NOUVEAU SENS
À LA VIE TERRESTRE

L'Être Psychique[1] et sa réalisation

Nous devons ici apporter quelques précisions sur la représentation spirituelle de Sri Aurobindo et en particulier de la conscience spirituelle dans l'être humain, que la tradition indienne appelle l'Être conscient, le Purusha.

Qu'y a-t-il de plus humain que l'homme ?

Il y a dans l'humanisme une universalité et une incarnation plus grandes que dans la charité et dans la compassion religieuses ou de l'idéal caché du socialisme ou même du libéralisme économique. La philosophie humaniste est au cœur de l'être humain. Mais c'est l'Être Psychique qui est au cœur de l'humanisme et c'est lui qui en est le sens et la cause cachée.

> « Le Divin est toute la connaissance que nous devons acquérir, tout le pouvoir que nous devons obtenir, tout l'amour que nous devons devenir, toute la perfection que nous devons réaliser, tout l'équilibre harmonieux et progressif que nous devons manifester dans la lumière et la joie et toutes les splendeurs nouvelles et inconnues que nous devons réaliser. » — La Mère

L'Âme et l'Être Psychique

Le concept de l'âme dans la tradition religieuse est imprécis. Dans la tradition indienne, et en particulier tel qu'elle a été interprétée par Sri Aurobindo, l'âme peut signifier soit l'étincelle divine éternelle et immuable, formée par le Moi cosmique, la graine qui va donner

---

1. Du grec psyché, l'âme.

naissance à l'Être Psychique ou bien l'Être Psychique lui-même. En outre, l'âme représente la forme individuelle du Divin, qui possède par ailleurs une forme universelle et une forme transcendante. Si on peut concevoir que le Divin universel (*Âtman*) habite un corps, qui est précisément l'univers, on peut aussi dire que le Divin individuel (*Jivâtman*) crée une émanation, une personnalité spirituelle, l'Être Psychique, qui s'incarne dans un corps humain au cours de multiples vies.

La formation des âmes ou entités divines individuelles possède une finalité. Les âmes n'ont pas été créées pour le Ciel, mais pour la Terre, non pour l'universel, mais pour l'individuel.

Les deux étapes de la formation des âmes

Au départ, le Divin individuel crée une graine (une émanation), qui est l'étincelle divine. Elle est éternelle, parfaite et par conséquent non évolutive. Lorsque cette graine de lumière est immergée dans la manifestation terrestre, il y a interaction entre elle et la Nature et il se forme autour d'elle une conscience, puis un être conscient divin en devenir, que Sri Aurobindo appelle l'Être Psychique.

On peut distinguer deux étapes à cette formation.

La première étape est la création de cette individualité divine ou Être Psychique. Dans les règnes minéral, végétal et animal, il s'agit plutôt d'une **influence** qui peut **être** d'autant plus organisée que le corps qu'elle habite est évolué, mais dans l'être humain, un véritable être, une conscience individuelle, prend naissance, se structure et culmine après de nombreuses renaissances en un être entièrement formé, organisé, unique dans ses différences par rapport aux autres Êtres Psychiques, conscient de soi et de sa filiation divine, entièrement maître de la conscience et de la nature humaines qui est son enveloppe et devient son instrument.

En effet, une fois entièrement formée – ce qui demande, peut-être, d'innombrables vies, l'Être Psychique vient au-devant de la nature humaine et prend le contrôle de l'individu. Et l'on peut dire que beaucoup d'êtres humains exceptionnels, remarquables par leur caractère et leurs actions, femmes et hommes, sont exceptionnels parce qu'ils sont au seuil de cette révolution humaine individuelle, la libération Psychique[1]. Et c'est d'ailleurs la seule explication cohérente.

La seconde phase de formation, une fois que l'Être Psychique a pris le contrôle de son instrument, n'est pas limitée. Elle peut se poursuivre indéfiniment. Mais elle est concomitante à son expression dans le monde terrestre. C'est donc dans cette seconde phase que sa véritable finalité se révèle : **l'expression du Divin dans la nature terrestre,** et par conséquent **sa transformation,** chaque âme ou Être Psychique exprimant une certaine perfection divine et la multiplicité des âmes enrichissant et complétant chacune à leur manière cette multiplicité d'expression et d'action.

Au sein de cette expression divine sur la Terre, on peut encore distinguer deux modes : le premier est l'expression du Purusha ou principe divin statique de conscience et le second est l'expression de l'énergie et du pouvoir, du principe divin dynamique. Toutes les âmes ne sont donc pas destinées à s'engager dans l'action proprement dite, mais toutes rayonnent et sont appelées à exprimer les différentes facettes du Divin.

Les deux principes de l'Être Psychique

L'individualité et l'unité

Nous pouvons distinguer les deux principes présents dans le développement de l'Être Psychique : ce sont l'unicité et l'unité. Toutes les âmes étant une dans leur essence et uniques dans leur expression. Nous avons, d'une part, le principe de l'individuation et de l'individualité, lié aux qualités d'existence et de conscience dans l'individu et développant une unicité dans l'expression de sa conscience et dans sa nature.

D'autre part, nous trouvons le principe de l'unité puisque l'âme est directement issue de l'unité universelle : la conscience individuelle quitte son orientation égocentrique et égoïste, s'ouvre à la diversité et à l'unité des êtres et des choses dans une intimité croissante, une identification par reconnaissance profonde, spirituelle, conduisant à la perception de l'unité et à l'expression de l'amour.

Nous comprenons donc bien dans ce concept d'âme qu'il comporte

1. La libération Psychique est une véritable expérience et réalisation spirituelle, même si on peut considérer, dans une approche rationnelle, que la réalisation de la conscience universelle est plus importante que la réalisation du Divin individuel.

ces deux facettes : la graine, le cœur, le centre, **l'étincelle**, éternelle-
ment dans l'unité – d'où émerge son expression, cet être divin dynamique, évolutif et unique : **l'Être Psychique**.

Les deux pièges

Dans le yoga de la réalisation de l'Être Psychique, les obstacles sont
nombreux, mais ils sont généralement liés à deux parties de la nature
humaine : l'ego et l'âme-de-désir.

L'âme-de-désir, ainsi appelée par Sri Aurobindo, qui n'est pas l'âme
vraie, mais une sorte de personnalité créée par la force de vie en nous
et qui se substitue aux vraies richesses de l'âme. Nous pourrions la
décrire comme l'essence et la collection des multiples désirs de notre
nature.

L'ego, qui est l'apparence de l'individualité, *une représentation*, une
image de soi, une construction artificielle et superficielle. La représentation, soulignons-le, n'est ni une sensation ni encore moins une
expérience de soi.

L'ego est l'ombre et la projection dans la nature humaine de l'individualité spirituelle ; il correspond à une image limitée de nous-mêmes,
formée par notre expérience personnelle et nos conditionnements,
sur le plan mental, vital ou physique, et à laquelle nous nous identi-
fions. L'ego assume par conséquent une triple forme : mentale, vitale
et physique.

Nous recevons des informations, nous les trions, nous les formu-
lons, nous les trions encore, nous les analysons et nous les relions à
d'autres, nous les organisons et enfin nous réagissons ou nous agissons. Sur le plan mental, nous recevons les informations sous forme
de représentations ; sur le plan vital, nous les recevons par notre sensibilité vitale et émotionnelle, par nos impressions, et nous exprimons
des réactions par rapport à ces informations ; sur le plan physique,
nous les recevons par nos sensations. Ainsi, l'ego s'exprime sous
forme de représentations, d'émotions, de perceptions, d'impressions,
de sensations et de réactions.

L'ego devient ainsi une véritable entité, une création vivante de
notre propre esprit qui influence nos représentations et notre sensibilité autant que nos comportements et nos actions. Nous réagirons
favorablement si l'image de nous-mêmes qui nous est renvoyée est

agréable ou flatteuse; nous réagirons défavorablement si elle est menacée, diminuée ou pervertie à nos yeux.

Mais surtout l'ego prend la place de notre véritable identité, de notre individualité originelle, de notre vrai moi.

Sri Aurobindo nous invite, non pas à chercher à détruire ou éliminer l'ego, mais à le transformer, l'élargir, l'approfondir, l'élever. En l'élargissant, en l'élevant, en l'approfondissant, l'image de soi finit par laisser peu à peu la place au moi véritable, l'origine et l'essence du principe d'individualité.

> *L'ego est une représentation de soi-même particulière et nécessairement partiale, à la fois conceptuelle, psychiquement sensitive et sensorielle, s'exprimant dans une sensibilité réceptive et réactive. Mais la grande caractéristique de l'ego est le traitement de toutes ces informations à partir d'un (seul) point de repère, qui est soi-même.*

Le vital dynamique et l'âme-de-désir

Le vital sensoriel, le vital dynamique et le vital émotif[1] sont les 3 orientations de la force de vie en nous.

Parmi ces trois orientations, la plus centrale est le vital dynamique. C'est ici que se situe le siège principal de l'énergie de vie, Prâna, au chakra Manipûra, dans le ventre. C'est ici que nous allons distinguer les deux divisions du prâna : *le prâna physique*, attaché à la vie et au fonctionnement du corps physique et *le prâna psychique*, qui donne l'impulsion et l'énergie à notre être émotionnel et mental, soit dans leur sphère d'activité propre, soit pour l'action à travers le corps. Le prâna physique est lié aux chakras Mûlâdhâra et Swâddhisthâna, tandis que le prâna psychique est relié aux chakras Manipûra et Anâhata. Mais, comme tout ce qui est dans le champ de la grande Nature, il y a des relations dans tous les sens.

«L'action propre du prâna psychique, explique Sri Aurobindo, est la possession et la jouissance pures. Jouir de la pensée, de la volonté, de l'action, de l'élan dynamique, du résultat de l'action, des sentiments, des sensations, et jouir aussi par eux des objets, des personnes, de la vie et du monde.

---

1. Ils correspondent d'ailleurs aux trois chakras : Swâddhisthâna, Manipûra et Anâhata.

Cette quête se réalise par le désir, à travers ce que Sri Aurobindo a appelé « l'âme de désir ».

« La racine du désir est la convoitise vitale qui cherche à se saisir de ce que nous croyons ne pas avoir. C'est l'instinct limité de la vie qui veut posséder et se satisfaire. Il crée un sentiment de manque : d'abord la simple convoitise de la faim, de la soif, de la luxure, puis les faims, les soifs et les convoitises psychiques du mental. Et le désir introduit tout le jeu de l'attraction et de la répulsion.

« Le prâna psychique envahit le mental sensoriel et y introduit la soif sans trêve des sensations ; il envahit le mental dynamique avec la convoitise de l'autorité, de la possession, de la domination, de la réussite et de la satisfaction de toutes les impulsions ; il remplit le mental émotif du désir de satisfaire les sympathies et les antipathies, d'assouvir l'amour et la haine ; il apporte les reculs et les paniques de la peur, les tensions et les déceptions de l'espoir, impose les tortures de la douleur, les fièvres soudaines et les brèves excitations de la joie ; il fait de l'intelligence et de la volonté intelligente les complices de tout ce chaos et transforme… la volonté en une volonté de convoitise et l'intelligence en un poursuivant avide, partial et tâtonnant des opinions limitées et hâtives et des préjugés militants.

« Le désir est à la racine de tous les chagrins, toutes les déceptions, toutes les afflictions, car bien qu'il ait la joie fiévreuse de sa poursuite et de sa satisfaction, il apporte sans cesse une tension dans l'être et introduit dans sa poursuite et dans son gain un labeur, une faim, un conflit, une prompte sujétion à la fatigue, un sentiment de limitation, d'insatisfaction, un désappointement rapide de toutes ses acquisitions, une stimulation malsaine et sans trêve, le trouble, l'inquiétude.

Nous devons donc distinguer entre la volonté et le désir, discerner entre la volonté intérieure de félicité et la convoitise et la luxure du corps et du mental. Sinon, nous sommes condamnés, soit à tuer la force de vie, soit donner licence à la volonté grossière de vivre, soit encore à un compromis entre les deux. — La Synthèse des yogas

Au cours de l'évolution, l'impulsion de la force de vie va se diversifier et adopter des formes d'expression de plus en plus variées et finalement couvrir toute la gamme de nos impulsions et de nos désirs, de nos intérêts, nos émotions et nos actions. Il est naturel pour la force de vie de s'amplifier et de partir à la conquête de tous les domaines de l'existence. C'est même le premier principe de cet être vital de croître, de s'amplifier, de prospérer et de conquérir.

L'élan naturel du vital dynamique est donc l'énergie, le mouvement ; il aime l'action, le changement, la diversité des objets, des situations, des rencontres. Il est sous l'influence de *Rajas*[1], le principe cinétique. Il aime l'intensité et les extrêmes ; il ne se préoccupe pas de bien ou de vérité. Ses caractéristiques sont : la croissance, la recherche de la possession et du pouvoir, la jouissance, la conquête, la domination et la maîtrise.

L'être vital est donc le lieu de tous les mélanges, mais aussi ne l'oublions pas, le moyen d'accomplissement et de réalisation dans la vie. C'est dans les premières années de la vie que l'on peut le mieux observer chez les enfants la puissance de la force vitale non maîtrisée. C'est dans l'adolescence et le début de la vie adulte que l'on peut le mieux se rendre compte de ce dynamisme, de ce goût d'entreprise, de conquête et de maîtrise, d'épanouissement et d'accroissement ou d'évolution intérieure et extérieure.

En vivant dans le monde, nous ne pouvons pas nous permettre d'éliminer ce pouvoir délicat à vivre et à manier. Et si nous ne sommes pas satisfaits dans ce domaine vital et émotionnel, dans un compromis vague qui ne résout rien et qui accule l'être humain à une vie médiocre, sans véritable élévation ou profondeur, il ne nous reste qu'à apprendre à nous connaître et à empoigner notre nature le plus intelligemment possible. Ces moyens et ces méthodes existent, dans une cohérence qui n'étouffe pas la vie, mais au contraire l'accomplit en la transformant.

Le perfectionnement du prâna psychique

Sri Aurobindo décrit ici la perfection future de cet élan de vie dans l'être humain :

> « L'âme de désir doit accepter toutes les impulsions et tous les ordres, quels qu'ils soient, qui lui viennent de l'Esprit par le canal d'un mental immobile et d'un cœur pur. Finalement, elle doit accepter aussi le résultat de l'impulsion, quel qu'il soit : la jouissance plus ou moins grande, pleine ou nulle, qui lui est dispensée par le

1. Les trois principes de la Nature dans la tradition indienne sont : *Tamas*, l'inertie, *Rajas*, l'énergie cinétique et *Sattwa*, l'équilibre supérieur.

Maître de notre être.

« *Néanmoins, la possession et la jouissance sont sa loi, sa fonction, son utilité, son swadharma[1]. L'âme-de-désir n'est pas faite pour être détruite ni mortifiée ni insensibilisée dans son pouvoir réceptif, ni morne, ni refoulée, mutilée, inerte ou nulle.*

« La première nécessité est le perfectionnement de la capacité vitale dans le mental... La plupart des qualités dont nous avons besoin pour notre perfection – courage, pouvoir de volonté réalisatrice dans la vie (force de caractère, force de personnalité) dépendent dans une grande mesure de l'abondance de prâna psychique pour avoir un ressort et une vigueur complets dans leur action dynamique.

« Mais en même temps que cette abondance, il faut que s'établissent la joie, la clarté et la pureté dans l'être vital psychique. Ce dynamisme ne doit pas être une force agitée ni excitée, orageuse, capricieuse ou brutalement passionnée.

« Enfin, troisième condition de la perfection du prâna psychique : il doit prendre position dans une égalité complète. *L'âme de désir doit être débarrassée de ses clameurs, ses insistances ou de l'inégalité de ses désirs afin que ceux-ci puissent être satisfaits d'une façon juste et équilibrée et de la bonne manière, et finalement elle doit les purger complètement de leur caractère de désir et les changer en des impulsions de l'Ananda[2] divin.*

« *Elle doit avoir un plein pouvoir de possession, un joyeux pouvoir de jouissance, un triomphant pouvoir de passion et d'enthousiasme purs et divins.*

« *La plénitude, la pureté et la joie claire, l'égalité, la capacité de posséder et de jouir, telle est la quadruple perfection du prâna psychique.* »
— *La Synthèse des Yogas*

Les fonctions de l'Être Psychique

L'Être Psychique assume ainsi différentes fonctions.

◊   Il est *l'éveilleur* et travaille sur chaque plan afin d'aider chacun
    à s'éveiller à la Conscience et à la Vérité.

---

1. Le swadharma est la loi juste d'un être, d'une énergie, d'un élément de la Nature.
2. Ânanda, la béatitude, la félicité.

◊ Il est *le Relieur* : il est là pour créer la relation entre le Divin et l'être humain, entre l'Intelligence universelle et la vie quotidienne.

◊ De ce fait, il est « *l'évoluteur* » : il introduit l'infini dans le fini, il engendre évolution, progrès et perfection. Le rôle de l'âme est aussi de faire de l'homme un être véritable.

◊ Il est donc aussi *le Guide* qui organise la vie.

◊ Il est enfin *le Centre* de l'unification du Moi.

Les pouvoirs et qualités de l'Être Psychique

◊ Le pouvoir de progrès

L'Être Psychique, c'est la fermeté psychologique, le contraire de l'avachissement, du laisser-aller, de la paresse, de l'abandon de l'effort, de la soumission à la fatalité, du découragement et de la dépression. Il exprime la force, la maîtrise et la souveraineté, la lutte et la victoire sur les forces de l'ombre, de l'inconscience et de l'ignorance. Il nous apporte l'énergie du progrès, de l'évolution, la croissance, le devenir, le développement personnel, l'éducation continuelle, la croissance illimitée de la conscience et le perfectionnement sans cesse de la nature.

« Si l'on réussit à s'unir consciemment à son Être Psychique, alors on peut toujours être dans cet état de réceptivité, de joie intérieure, d'énergie, de progrès… » — La Mère, *Entretiens*

◊ La connaissance du cœur. C'est la « petite voix », discernement infaillible de la vérité.

◊ La paix, la sérénité.

◊ Le contentement et l'égalité d'âme, le non-désir au cœur du monde.

◊ La douceur, la plénitude, la joie.

◊ La gratitude et la compassion.

« La compassion et la gratitude sont des vertus essentiellement psychiques. Elles n'apparaissent dans la conscience qu'avec la participation de l'Être Psychique à la vie active. » — La Mère

◊ L'unité et l'amour

La réalisation de son Être Psychique

Les trois étapes

La première étape est de trouver son Être Psychique. Pour certaines personnes, l'influence est vivante et il suffit de la laisser grandir ou d'apprendre à se concentrer dans le Cœur pour le contacter à volonté. La deuxième étape est de vivre avec lui, en lui, d'établir une relation de plus en plus intime et forte ; la troisième, de l'amener au-devant de l'être, à la place de l'ego et du mental.

Idéalement, il existe trois autres possibilités :

1. De conserver tout au long de la jeunesse et de l'adolescence le contact avec l'Être Psychique et de construire sa vie et développer son individualité sous son influence. Au vu de la conscience actuelle de l'humanité, nous dirons que cette voie appartient à l'avenir[1].

2. De trouver quelqu'un ayant déjà parcouru le chemin pour nous aider à franchir ces trois étapes.

3. De cultiver la transcendance, le centrage, la sincérité, la conscience de soi, et de participer consciemment à la construction de son individualité et à la transformation de l'ego.

Les différents aspects philosophiques et psychologiques du Yoga de l'Être Psychique ont été développés par Sri Aurobindo et La Mère et repris dans leurs œuvres écrites.

C'est surtout l'aspect technique que nous présentons et que nous développons dans ce livre. La réalisation de l'Être Psychique est la première étape de son yoga[2].

La transformation de la conscience et de la nature

Le Yoga de l'Être Psychique inclut deux voies d'évolution parallèles : celle, d'une part de la conscience et d'autre part de la nature.

Les expériences sont une bonne chose, mais l'ennui est qu'elles ne semblent pas transformer la nature, elles ne font qu'enrichir la conscience.

Harmoniser la nature avec la réalisation intérieure de la conscience, pour ne pas être divisé. — Lettres

---

1. Elle est d'ailleurs totalement dépendante du degré d'évolution de la conscience individuelle et du Karma.
2. Il existe des exceptions pour les individus dont la destinée spirituelle est de réaliser d'autres formes du Divin sans passer par cette étape.

La transformation dans la vie

Comment passer de la conscience de l'ego à l'Être Psychique? Il y a un chaînon entre les deux, c'est la croissance et l'évolution de la conscience individuelle et de l'individualité. La construction et l'aventure de l'individualité.

Comment passer de notre nature superficielle autour de l'ego à celle de l'Être Psychique? Il y a une transition entre les deux, c'est de cultiver la nature profonde: mental profond, vital profond, et pour les personnes très proches de la conscience de leur corps: le physique profond[1].

Il faut aussi cultiver l'influence et la présence de l'Être Psychique.

Nous pouvons distinguer quatre facteurs qui favorisent l'influence et la présence de l'Être Psychique:

1 – Être réceptif à l'influence du Psychique

Si nous sommes barricadés à l'intérieur de notre ego, fermés dans notre mental rationaliste et matérialiste, blasés de tout, à la poursuite de nos désirs et enfermés dans nos conditionnements et nos habitudes, comment pouvons-nous être réceptifs à quelque chose d'autre et en particulier à l'influence de l'Être Psychique? Le Christ n'a-t-il pas dit: «devenez comme des petits enfants?» Et en ce sens, pour la réceptivité et l'ouverture, ils sont nos modèles.

Notons cependant que la réceptivité à l'Être Psychique est une attitude passive; nous pouvons aussi cultiver une attitude consciente et volontaire pour nous relier à lui, comme, par exemple, dans le centrage.

2 – Calmer la nature de surface

Soulignons ici que, compte tenu de nos conditions de vie, le stress envahit tous les compartiments de notre nature. La première conséquence de nos méditations sera de le gérer, puis de le guérir.

Sri Aurobindo nous fait remarquer que c'est quand le mental et le vital se sont apaisés que l'Être Psychique peut venir exercer son influence. Calmer le mental et le vital ne signifie pas un mouvement épisodique, mais la transformation définitive du «terrain» de notre

---

1. La partie profonde lumineuse des trois corps a été appelée par Sri Aurobindo «la nature subliminale». Ils sont l'expression de l'Être Psychique avec les trois purushas, mental, vital et physique, symbolisés dans la symbolique tantrique par les trois shiva lingams à Mûlâdhâra, Ânahata et Âjnâ chakras.

nature, de sa substance, *le citta*. Cela implique de traverser l'humain, de traverser nos désirs et nos passions, nos peurs ou nos attachements, nos émotions et nos sentiments, qui sont aussi le résultat de toutes les expériences de nos vies passées[1], dépasser, au moins dans une certaine mesure, nos représentations et nos conditionnements. Cela implique de démasquer en nous l'ego et de combattre l'égoïsme. Nous devons assimiler notre nature et notre vie présente avant de découvrir ce qui relie toutes nos vies.

C'est la voie de la maturité, de la croissance de la conscience et de la force intérieures.

3 – Développer l'individualité

L'individuation est fondamentale pour la réalisation psychique. Quand l'individu est influençable et perméable à toutes les influences du milieu, sans organisation ni unification autour d'une conscience centrale, comme nous l'observons chez le jeune enfant, nous ne sommes évidemment pas en mesure de conserver la pleine présence du Psychique.

> *L'individualité vraie grandit autour de la croissance*
> *de la conscience-force dans l'individu*

Cette individuation amène l'unification de soi, et cette unification ne peut se faire qu'autour du vrai centre, de la vraie personnalité. Autour de l'ego, il ne peut y avoir qu'un assemblage chaotique de différentes parties de la nature superficielle à jamais en conflit l'une avec l'autre. Cela implique de démasquer en nous l'ego et de combattre toutes les formes de l'égoïsme.

L'individualité entraîne la maturité : devenir conscient, responsable, acteur de sa propre vie, autonome, structuré, unifié, stable, rempli de force intérieure.

Cela implique de faire face à notre nature, face aux difficultés et aux problèmes, affronter, assimiler, résoudre, une école permanente de l'acceptation et de l'adaptation. Dans notre monde actuel, qui encourage toutes les stratégies de fuite ou la recherche de la tranquillité extérieure ou intérieure, il faut se mobiliser fortement pour se prendre en charge et entreprendre consciemment la transformation

---

1. Ce qui n'est pas rien !

de soi. C'est donc aussi le contraire du renfermement sur soi et on pourrait se demander comment concilier l'intériorisation, même modérée ou le silence intérieur dans ce monde si rigide et si extériorisant.

Mais le silence mental peut exister et croître au cœur de l'action ou au milieu des échanges et des relations, car, comme nous l'avons déjà souligné, il existe deux formes du silence : le silence statique, incompatible, lui, avec l'action et l'extériorisation, cultivé dans les méditations classiques, et le silence dynamique, qui est, lui, totalement compatible avec la vie extérieure et l'action.

4 – La libération du karma.

La quatrième condition pour la réalisation spirituelle de l'Être Psychique est la libération du karma. C'est peut-être celle qui conditionne les trois autres.

Que signifie la libération du Karma ? C'est son assimilation. Et que signifie le Karma ? C'est, semble-t-il, la conséquence condensée de toutes les expériences de toutes les vies passées. Cela va donc beaucoup plus loin que ce que l'on pourrait imaginer.

La libération du Karma, cependant, ne peut pas être l'assimilation de toutes les expériences, de toutes les actions, pensées, émotions, sensations, qui, évidemment, ne peuvent être qu'innombrables. En réalité, ce dont nous avons besoin, c'est de la capacité à les assimiler, et il suffit, semble-t-il, de pouvoir assimiler un seul vrai traumatisme de chaque famille. Car il y a des familles d'expériences, de traumatismes, de sensations, de peurs, de réactions, de comportements ou d'actions, d'erreurs ou de reculs.

Nous avons toutes et tous, été victimes et bourreaux, bien que ce soient à des degrés divers et parfois même dans de grandes proportions. Même si on se cantonne aux principales expériences, et la plupart du temps ce sont les premières fois où nous avons ressenti et réagi de manière inappropriée qui sont les plus importantes, parce qu'elles ont entraîné la répétition de la même erreur et de la même souffrance donnée ou reçue pendant parfois de nombreuses vies, avec même souvent un crescendo dans l'intensité et l'ampleur. De même, nous n'avons pas besoin de revivre toutes les souffrances, les erreurs ou les comportements inadaptés ou abusifs. Seuls ceux qui ont entraîné des conséquences importantes sur notre propre évolution, sur les autres ou sur le cours de l'évolution humaine doivent être compris et réparés. Beaucoup peuvent être dissoutes ou consumées par le feu divin sans que nous ayons à les revivre.

Car l'essentiel, pensons-nous, n'est pas de correspondre et de répondre aux lois d'une morale, fût-elle cosmique, mais de construire en nous la maturité. Et la maturité est aussi la capacité de conscience-force qui nous permet de ne plus répéter les mêmes erreurs. Et la capacité de conscience est aussi la capacité de ressentir et d'exprimer l'amour, l'unité, l'harmonie, mais aussi la force et l'énergie, la capacité d'intégrer en nous des situations, des environnements, des ressentis ou des concepts complexes, vastes et subtils. Si nous avons été mis sur une courbe évolutive, la notion d'erreur doit entièrement remplacer le concept de péché. Le bien et le mal, la lumière et l'ombre, ont été et sont les outils de notre évolution.

Contrairement à ce que certains affirment, nous pensons qu'il n'est pas juste de dire que nous avons choisi nous-mêmes notre évolution. Nous n'avons pas nous-mêmes choisi notre destinée et nous ne savons pas dans quelle mesure nous choisissons les méthodes et les moyens de parcourir cette courbe de la croissance d'une conscience-force immergée dans l'espace et le temps! Tout cela dépasse notre entendement et notre pouvoir personnel.

Cela serait le cas si nous étions identifiés avec notre âme et si nous étions identifiés avec notre âme, nous serions à la fin du voyage, dans sa phase de libération.

La responsabilité existe et nous devons assumer les erreurs et les abus de l'agresseur autant que nous devons nous libérer des stratégies toxiques de nos comportements de victime. Nous devons aussi grandir en force intérieure, augmenter nos capacités de jouissance et de maîtrise et nous libérer par l'élévation et l'équilibre autant des formes de l'inertie et de la faiblesse que celles de la violence.

L'évolution c'est aussi l'adhésion au Bien. Non pas le bien de nos morales (La Mère disait que si on en additionnait toutes les formes, nous serions dans l'incapacité de toute action!), mais le Bien supérieur qui se dégage quand on passe de l'intérêt égocentrique à l'intérêt collectif et quand on passe du court terme à une vision qui s'étend loin dans le temps et l'espace. Car la croissance de la conscience c'est aussi la reconnaissance et l'intégration des différences et donc de la valeur de l'unicité des êtres et des formes. C'est donc également la capacité de s'élever au-dessus des contraires et des dualités, réussir à transcender et harmoniser les oppositions et les contradictions entre l'individuel et le collectif. Si nous sommes des êtres évolutifs, notre voyage nous conduit inévitablement, même si cela peut être plus ou moins lentement, à comprendre, à ressentir et à devenir un être universel, un avec les êtres, les formes et les choses, un avec l'Âme du monde.

Il appartient à l'Être Psychique de voir et de décider du moment opportun où nous sommes prêts à choisir la voie de l'unité, l'unicité et l'universalité pour qu'il se manifeste pleinement au cœur de notre conscience, au centre de notre nature.

Les trois méthodes de résolution du karma.

Nous pouvons distinguer trois méthodes pour la guérison des problèmes karmiques.

La première consiste à revisiter les situations passées qui sont liées au traumatisme que l'on cherche à éliminer et qui prennent leur origine dans notre enfance ou dans nos vies passées. Cela peut se réaliser par l'hypnose, la méditation ou tout autre moyen provoquant une catharsis[1]. Mais la résolution du conflit ou du traumatisme dépend surtout de l'habileté du thérapeute à éveiller chez son patient une position de témoin, de non-réaction, de transcendance.

La seconde est de détecter dans nos comportements de tous les jours, nos émotions, nos réactions, nos tendances, ceux qui sont inadaptés de manière chronique, c'est-à-dire récurrente. Et pour cela, nous avons souvent besoin des autres. Et l'on peut même dire que c'est dans les conflits qu'ils peuvent être le plus facilement conscientisés.

Une fois conscientisés, il convient de leur opposer une position de témoin, transcendante, capable de relativiser, de comprendre, d'intégrer, d'assimiler. Et de changer ainsi ces comportements ou réactions psychologiques. Cela implique une volonté sincère de se transformer et une capacité à intégrer en nous profondément la position de témoin.

Il semblerait que l'utilisation parallèlement des deux méthodes soit la plus fructueuse.

---

1. Les psychothérapies modernes, depuis les expériences de Stanislav Grof et ses collègues, avec les psychotropes ou avec la respiration holotropique, ont inventé différentes méthodes.

Il existe une troisième méthode, spirituelle, qui appartient totalement au domaine de la méditation et au Yoga. C'est l'élévation de la conscience dans le Supraconscient.

Car il est une loi qui fait que tout ce qui monte doit descendre[1].

« L'arbre éternel a ses racines en haut et étend ses branches vers le bas » dit la Katha Upanishad.

« L'avenir, dit Satprem[2], va de haut en bas ; il descend de plus en plus dans notre brouillard mental, nos confusions vitales, dans la nuit subconsciente et inconsciente, jusqu'à ce qu'il ait tout éclairé, tout révélé, tout guéri – et finalement tout accompli. »

Tout chercheur spirituel, en effet, expérimente cette alternance d'illuminations et de descentes[3], que l'on est souvent tenté de considérer comme des chutes ou des échecs. Si nous voulons pousser l'aiguille de notre boussole un peu plus vers le haut, ou plutôt, simplement, si nous voulons rendre le processus de la transformation plus agréable, la première chose est d'accepter la situation et de reconsidérer notre point de vue sur nous-mêmes. Nous sommes davantage que ce que nous croyons être, autant vers le haut que vers le bas. Et une longue route s'étend devant nous, quoi qu'on fasse. Certains penseront peut-être qu'il vaut mieux moins se prendre au sérieux et chercheront à amener dans leur vie un peu plus de légèreté. D'autres resteront le nez dans le guidon à pousser obstinément leur petite charrette de misère. Quand on a traversé la vie, on peut toujours se dire qu'on aurait pu prendre d'autres chemins !

Néanmoins, on ne peut s'empêcher de penser qu'il doit y avoir de meilleures stratégies pour pousser l'évolution dans notre quotidien avec les années qui passeront toujours sans qu'on s'en rende compte.

L'important, c'est de traverser, pensons-nous, quand les difficultés s'accumulent. Certains appellent cela aujourd'hui la congruence. Mais à force de traverser les difficultés, si le feu intérieur ne s'éteint pas en nous, nous remarquons qu'une force intérieure se développe et qu'elle s'accompagne d'une certaine jouissance dans la traversée.

---

1. Dommage que l'inverse ne soit pas vrai !
2. Cf. *Sri Aurobindo ou l'aventure de la conscience*, par Satprem, éditions Buchet-Chastel.
3. On est toujours beaucoup plus en bas qu'en haut !

Un peu comme de pousser jour après jour des brouettes[1] développe nos muscles et finit par éliminer toute sensation désagréable associée à l'effort physique. La pratique du sport nous habitue au dépassement de soi, et même quand on n'a plus les capacités physiques, il nous restera toujours la force morale et la passion de l'effort physique quand on sait qu'il contribue à notre bien être ou notre progrès. Il en est de même pour les disciplines psychiques et prâniques, et ce d'autant plus qu'elles véhiculent leur propre récompense. Nous pouvons nous habituer à côtoyer la souffrance quand nous avons à notre disposition de nombreux moyens pour la dépasser ou pour enclencher des expériences agréables à travers la maîtrise de nombreuses techniques. C'est l'idée que non seulement il existe une solution à mon problème, mais qu'il en existe plusieurs. Cela entraîne un changement positif dans notre attitude face à l'adversité. Et il est toujours agréable de résoudre un problème quand nous savons que nous avons de la réserve sous le pied !

C'est le parti-pris choisi ici dans la multiplication des moyens de transformation personnelle. Mais cela implique de se passionner pour toutes ces disciplines.

---

1. Ou de faire ses gammes dans la musique, la gymnastique ou l'haltérophilie.

3
PRÉPARATION
À LA MÉDITATION

Améliorer rapidement le milieu mental

Dans les premiers temps de notre discipline, nous nous efforçons d'accéder à de nouveaux états de conscience, mais nous avons été habitués à une extériorisation permanente et la tâche nous semble difficile. D'autre part, nous ne sommes pas toujours au mieux de notre condition physique et psychique, loin de là. Certains jours, nous sommes fatigués ou déprimés et nous n'arrivons pas à nous mobiliser pour la pratique ou bien nous sommes sous l'emprise d'une émotion tenace ou tout simplement nous n'arrivons pas à nous concentrer. Une préparation n'est pas inutile.

Par des exercices courts et accessibles à tous, nous visons ici deux objectifs. Le premier est de devenir capable de modifier à volonté la condition de notre mental. Cette capacité ou cette habileté est très utile quand on débute la pratique, mais le restera encore pendant de nombreuses années tant que nous n'aurons pas stabilisé notre vie intérieure. Il arrivera un moment d'ailleurs où les exercices deviendront inutiles.

Le deuxième objectif est de se préparer pour la concentration et la méditation assise.

Il n'est pas normal en effet de commencer directement la pratique quand notre mental se trouve dans une condition qui rassemble toutes les difficultés pour le centrage ou l'intériorisation. Dans ce cas, nous devons réaliser une transition, une séparation entre nos activités extérieures et notre assise. Cela peut être réalisé par ces exercices, mais également par une forte motivation, en ramenant en surface notre aspiration, notre représentation et notre intention ou encore par un petit rituel personnel s'il est suffisamment efficace. Nous pouvons d'ailleurs, d'une façon générale, considérer ces exercices comme un rituel pour nous introduire dans le Jardin intérieur avec la bonne attitude et les capacités requises.

Quand faut-il pratiquer ?

La méditation peut être pratiquée à tout moment, chez soi quand on est tranquille ou bien quand on est en difficulté. Mais c'est quand on en a spontanément envie que cela nous garantit les meilleures méditations. Cependant, de manière générale, le matin constitue un moment idéal parce que nous profitons des bienfaits toute la journée et parce que les énergies du matin sont plus dynamiques. C'est là que nous réaliserons la nécessité de la discipline. En dehors de ces moments, souvenons-nous que nous pouvons aussi pratiquer de nombreux exercices au lit, entre la veille et le sommeil[1]. Ils nous prépareront pour le sommeil, fertiliseront nos insomnies ou orienteront positivement le début de la journée.

Enfin, dans la vie active, dans les activités répétitives ou familières, ou encore dans les transports en commun, dans les moments d'attente, nous pouvons mettre à profit ces instants pour pratiquer des exercices courts de relaxation mentale, d'équilibrage ou de centrage.

Que faut-il pratiquer ?

Nous devons commencer par une pratique familière et facile. Nous avons chacun nos « points forts ». Il faut les repérer et les cultiver. Reconnaître les caractéristiques générales de notre nature : mentale, émotionnelle ou à l'aise dans l'action. Il faut aussi repérer les pratiques qui s'avèrent efficaces quand nous sommes en difficulté. Distinguons les pratiques physiques, respiratoires, énergétiques, les pratiques de concentration ou au cœur de l'action.

Par exemple, une personne à l'aise dans le domaine intellectuel devra éveiller le chakra de la tête, Âjnâ ou son espace (Chidâkâsh) ; une personne émotionnelle trouvera peut-être facile la concentration dans la poitrine, mais les jours où elle est en situation émotionnelle, il lui faudra une autre approche et d'autres exercices.

Nous verrons plus loin que nous avons toutes et tous intérêt à éveiller et cultiver en priorité le chakra Âjnâ.

---

1. Cela peut résoudre certaines situations de la vie en couple ou de la vie de famille.

La libération de la conscience et la transformation de notre nature

Nous aurons donc deux objectifs : la libération de la conscience et la transformation de la nature. Nous serons probablement davantage tentés par le travail sur la conscience et c'est une priorité de base au début d'éveiller la conscience intérieure, mais nous ne devons pas négliger pour autant la transformation de notre nature.

Le travail sur la conscience englobe tout ce qui tourne autour de la vigilance intérieure ; il inclut l'espace intérieur de la tête. Le travail sur notre nature correspond à la transformation des pensées, des images, des atmosphères mentales, des émotions, des sensations.

Pourquoi tant de méthodes ?

Nous pouvons trouver dans cet ouvrage toute une pluralité d'exercices. Certains sont des outils pédagogiques, des outils pour se regarder différemment ou pour faire un premier pas dans une direction inhabituelle et nous découvrir de nouvelles capacités. Il en est, peut-être, qui n'auront besoin d'être pratiqués qu'une seule fois, mais dans un investissement total. Mais si l'exercice vise l'éveil de capacités endormies, de certaines nâdîs ou chakras, et à plus forte raison pour découvrir et installer le silence intérieur et la jonction avec notre Moi profond, il sera nécessaire de les poursuivre pendant des semaines, des mois ou des années.

> *L'approche multiple répond à la diversité de l'homme et de la vie.*

À la Vérité, nous ne pouvons faire correspondre que l'intégralité. La vie dans sa diversité est le symbole de cette intégralité et c'est cette diversité qui crée la richesse de l'individu et de l'univers.

La multiplicité d'approches engendre une multiplicité d'expériences. Il est nécessaire de diversifier les approches d'abord pour permettre la réalisation de ces deux objectifs en relation avec la conscience et avec la nature et ensuite parce que l'être humain lui-même est multiple et complexe, différent de par sa nature et son histoire personnelle, différent dans ses difficultés, ses capacités et ses objectifs. Car chaque perfection humaine est unique. Nous avons d'ailleurs souvent besoin de changement dans notre pratique. Changer de méthode ou de technique ou en changer la représentation tout en conservant bien sûr sa cohérence, réveille l'intérêt et le plaisir dans la pratique. L'habitude tue lentement la discipline.

D'autre part, une méthode exclusive conduit à une expérience linéaire qui devient rapidement exclusive, c'est-à-dire qu'elle rejette tout ce qui n'entre pas dans son expérience. Nous sommes vite tentés d'exclure les autres voies, les autres méthodes, les autres chercheurs.

> *La multiplicité d'approches engendre une multiplicité d'expériences.*

Enfin, comme nous l'avons déjà souligné, nous n'aurons jamais trop de moyens pour apprendre à exister, intégrer le monde et nous transformer dans un environnement où il est très difficile de suivre une voie intérieure.

Intégrer les méthodes passives et dynamiques

La diversité des méthodes et des pratiques est d'abord justifiée par la reconnaissance des deux aspects de la réalité : l'un est tourné vers le dedans ; l'autre, vers le dehors. N'attacher d'importance qu'à un seul de ces aspects compromet notre recherche de la vérité et nous conduit inéluctablement dans une voie qui en élimine la moitié. Or, l'humanité se dirige aujourd'hui dans une impasse avec tout son cortège de souffrances et d'insatisfactions qui l'obligent à affronter toutes les données de l'équation de la vie ou à disparaître. Nous verrons avec la pratique que la méditation et le silence intérieur peuvent nous conduire dans ces deux directions. En choisissant l'une ou l'autre, les conséquences ne sont pas les mêmes, et c'est en les choisissant toutes les deux ensemble que nous trouverons la solution pour accomplir l'homme autant dans sa vie intérieure qu'extérieure.

Il ne suffit pas en effet de chercher à sauver son âme en entrant dans le silence intérieur. Il est temps de comprendre que l'âme n'est pas seulement fille du Ciel. Elle est mariée au Ciel et à la Terre pour les transfigurer tous les deux. Car les Cieux ne peuvent s'accomplir pleinement que s'ils s'incarnent. L'Âme individuelle possède deux objectifs : le premier est de retrouver toute son identité en s'unissant à son origine divine. Cela, toutes les spiritualités l'ont souligné. Le second est d'exprimer et manifester progressivement la conscience, la plénitude, l'amour et la perfection divines. La Terre a été créée pour incarner les délices du banquet de l'univers, pour donner corps aux merveilles de l'Esprit et non pour servir de labyrinthe et d'arène.

C'est pourquoi nous présenterons les méthodes et les pratiques sous cette double lumière que représentent d'un côté la méditation traditionnelle et de l'autre côté la méditation dynamique, qui établit la relation entre le Ciel et la Terre. Cela dit, nous ne devons pas hiérarchiser ces deux approches. Il est bon de privilégier la méditation dynamique jusqu'à ce que nous en maîtrisions les bases, et ce parce que nous vivons dans le monde et parce que nous n'avons généralement pas la stabilité et l'équilibre nécessaires pour adhérer à une voie exclusive d'intériorisation au sein d'un environnement entièrement tourné vers l'extérieur.

Cependant, il est clair que la méditation classique, en se concentrant sur la conscience, se concentre sur l'essentiel et que ce silence de Shiva possède un magnétisme puissant, quelque chose qui nous attire irrésistiblement parce que plus nous l'approchons et plus nous reconnaissons notre propre foyer, puis nous ressentons et nous réalisons qu'il est le Cœur de notre être.

Mais c'est en maîtrisant l'un et l'autre qu'une nouvelle voie apparaîtra et avec elle un nouveau pouvoir capable de transformer les racines de l'homme et de la vie.

Quand il ne s'agit que de percer la carapace de l'ego, une seule méthode, et de préférence la plus efficace et la plus rapide, peut être suffisante, mais si nous cherchons la réalisation de soi en symbiose avec la vie et le monde, dans le perfectionnement de notre nature et en respectant l'unicité de chacun, une approche multiple se révèle nécessaire.

L'approche multiple est-elle une perte de temps ?

L'approche multiple, avec des techniques à la fois vibratoires et psychologiques, mais aussi qui affectent différentes parties de notre personnalité et de notre nature et sous différents angles, nous apportera la plasticité nécessaire pour compenser et contrer nos résistances.

Nous pouvons rapprocher cela de la pratique de la posture (âsana). Si l'on s'entraîne exclusivement et intensément dans des postures d'étirement arrière, par exemple, on arrivera en quelques semaines à une souplesse arrière exceptionnelle, mais les muscles antagonistes vont dégénérer et nous verrons apparaître des problèmes physiques et probablement aussi psychologiques, qui seront la conséquence d'un réel déséquilibre. Il en est de même avec n'importe quelle technique ou réalisation linéaire. Par contre, si nous pratiquons chaque jour une séance d'âsanas, en prenant soin de combiner toutes les différentes familles de postures, et en équilibrant l'étirement et la tonicité, nous recevrons tous les bienfaits de notre séance.

Nous avons souvent observé ce phénomène avec les postures du Yoga, mais aussi en alternant les techniques intérieures, et là il semble que les résultats sont beaucoup plus profonds. Et cela n'empêche pas, comme pour les postures, d'insister davantage chaque jour dans une direction. Quand on reprend une technique particulière, après une semaine ou même six mois, nous constatons toujours un progrès. C'est la démonstration que l'on peut pratiquer en alternance plusieurs techniques, avec les avantages de la diversité et sans les inconvénients d'une pratique linéaire.

Car les résistances psychologiques et énergétiques se lèvent toujours après un certain temps de pratique et nous n'avons pas plus de résultats avec une seule méthode, fut-elle très puissante. Un changement technique nous permet de travailler dans une autre direction et de faire progresser d'autres parties de notre nature, pendant que l'assimilation se poursuit. De jour en jour, nos réceptivités ou nos blocages sont différents.

Bien entendu, au début, nous avons besoin de temps pour maîtriser ces différentes techniques, mais cet inconvénient est largement compensé par une facilité d'apprentissage plus rapide. En effet, avec la croissance de notre vie intérieure et de notre conscience-force, l'efficacité des pratiques croît avec le temps et les expériences ou les changements de conscience surviennent plus rapidement. Si nous devenons capables de nous concentrer dans une méthode, il en sera rapidement de même dans toutes les autres, et si nous maîtrisons bien un ou deux kriyâs, il nous sera facile de maîtriser les autres. Par la suite, nous prenons plaisir à cette diversité et nous devenons libres de choisir selon notre humeur ou notre besoin.

Cependant, dans cette diversité, certaines méthodes reviennent régulièrement. Elles se révéleront pour nous plus fondamentales, plus profondes ; elles s'adaptent parfaitement à notre nature et sont plus efficaces. Un recentrage se produit spontanément. La diversité ne nuit pas à l'essentiel. D'ailleurs, avons-nous besoin de multiplier inconsidérément les techniques ? Quelques pratiques bien choisies pour leur complémentarité sont suffisantes aujourd'hui et nous serons amenés à en découvrir d'autres le moment venu.

Enfin, l'approche multiple est également une aide et une sauve-garde. Par la comparaison entre différents points de vue, nous pou-vons mieux prendre conscience autant des mécanismes communs à différentes pratiques qu'à nos erreurs. En suivant une seule méthode ou une ligne de développement exclusive, nous nous exposons inévi-tablement à toutes les limitations et les déviations qui y sont liées. De plus, comme on l'a vu, l'approche multiple nous empêche de tomber dans l'habitude et la répétition mécanique.

> *L'instructeur sera sur ses gardes contre tout ce qui pourrait transfor-mer les moyens en limitations ou en mécaniser la pratique. — La Synthèse des Yogas*

L'approche multiple nous fait mieux comprendre aussi bien notre propre voie que celle des autres. Elle nous permet aussi devant une impasse de choisir une nouvelle orientation. Il faut parfois savoir dé-passer l'attachement à sa propre méthode de méditation pour décou-vrir les trésors cachés dans les autres.

Que faire les jours difficiles ?

Les jours difficiles, nous devrons nous souvenir des domaines ou des exercices dans lesquels nous excellons. Quelles sont les pratiques qui nous rendent plus forts, quelles que soient les difficultés ? Elles sont prioritaires dans notre pratique.

Ensuite, nous procéderons avec davantage de préparation ou de pa-liers. Nous choisirons des exercices adaptés à nos difficultés du mo-ment pour nous préparer à la concentration intérieure ou si ce n'est toujours pas possible, nous choisirons des exercices qui rétablissent notre équilibre ou qui améliorent notre état tout en laissant pour plus tard une pratique plus en profondeur. Certains jours, il vaudra peut être mieux d'abord d'aller faire un petit footing ! Dans tous les cas, une vision réaliste sur notre condition intérieure nous sera bénéfique.

Du stress au calme et à la paix intérieure, de la fatigue et de l'inertie au dynamisme et à la fermeté mentale, de l'inconscience et la confusion à la clarté et à la vigilance, de l'agitation et de l'extériorisation à la stabilité et à l'intériorisation, de la soumission au milieu et au destin à l'autonomie, du repli sur soi à l'ouverture, à la réceptivité et à l'aventure du changement vers la liberté intérieure, l'équilibre, la perfection et la joie.

Nous signalons les exercices qui sont essentiels et particulièrement efficaces par trois étoiles (★★★). Par contre, certains d'entre eux sont difficiles. Dans ce cas, il peut être utile de pratiquer d'abord les exercices préparatoires qui sont généralement décrits auparavant.

Les étoiles sont associées aux pratiques essentielles.

Pratique les plus efficaces, l'essentiel.

LA PRATIQUE

4
AMÉLIORER
LA CONDITION INTÉRIEURE

Les postures pour la méditation

Les principes qui sous-tendent le choix de la posture dans la méditation sont relatifs. Ils dépendront nécessairement des possibilités de votre corps. Mais rien ne vous empêche de suivre un entraînement pour l'améliorer.

Padmâsana, le Lotus

La meilleure pose – parce qu'elle est la seule à équilibrer notre énergie interne parfaitement – est la pose du Lotus, appelée en Inde, Padmâsana. Mais c'est la plus difficile, surtout pour nous, Occidentaux, avec notre rigidité du bassin et des genoux. Nous rappelons que l'articulation du genou est la plus fragile de toutes. Le demi-lotus est plus abordable.

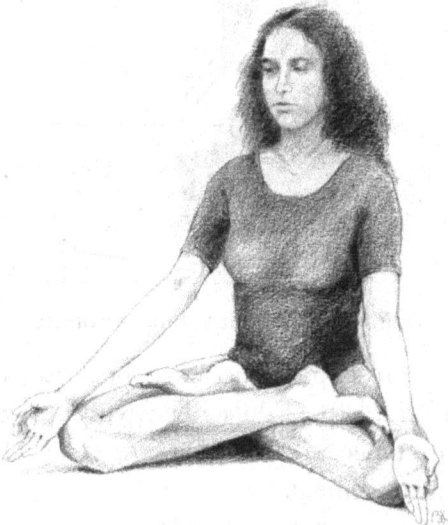

Padmâsana, le Lotus

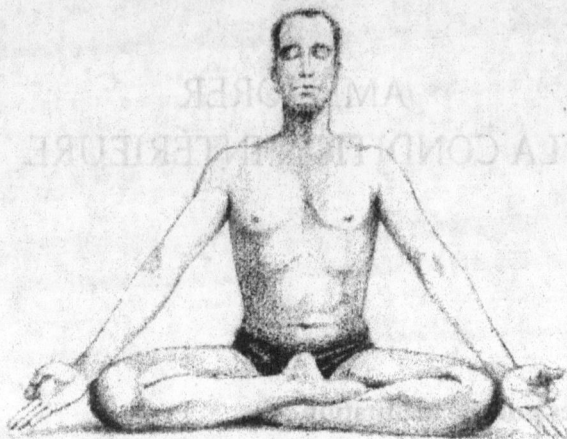

Siddhâsana, la pose parfaite

Puis vient la pose du Diamant, Vajrâsana, adoptée pour la prière par les musulmans et beaucoup d'autres, de toutes origines. Un coussin ou un petit tabouret peut être placé sous les fesses.

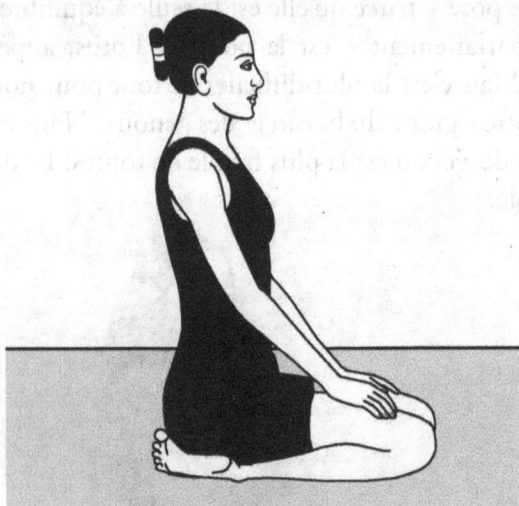

Vajrâsana, le Diamant ou la Foudre

Enfin, nous trouvons la pose que nous appelons dans nos pays occidentaux, le Tailleur, la pose du scribe égyptien, avec toutes ses variantes. Elle est nommée Sukhâsana, la pose facile, en Inde. Elle présente différents inconvénients.

Cela dit, l'important est la bascule du bassin vers l'avant, de façon à cambrer légèrement le bas du dos – et cela peut être obtenu avec un coussin ou éventuellement un siège de type nordique –, le dégagement de la poitrine avec les épaules relâchées et placées en arrière, et la tête droite, en équilibre. L'assise au sol avec les jambes croisées est un meilleur choix, mais si la position vous est trop difficile, au moins au début, asseyez-vous sur une chaise avec un coussin à l'arrière. Certaines écoles imposent une posture difficile, en particulier pour les genoux[1]. Nous pensons personnellement que la priorité est le travail sur le mental et qu'un effort de volonté trop appuyé, qui conduit au stress, n'est pas propice à la méditation, qui doit combiner les qualités «masculines», comme la vigilance et les qualités dites «féminines», comme le lâcher-prise. Dans tous les cas, entraînez-vous régulièrement et assouplissez les articulations des jambes, en donnant la priorité aux articulations du bassin, de manière à adopter ultérieurement la pose assise sur le sol.

Quelques moyens simples

Rappelons quelques moyens simples pour sortir du stress et retrouver une condition énergétique et psychologique positive : le sport, le bain chaud, le bain de pieds froid ou chaud avec le sel, le sauna, le massage, le chant, l'assouplissement du cou, les postures et bien sûr la relaxation musculaire du Yoga.

Nous les avons présentés dans notre précédent livre *Apaisez et transformez votre mental.*

Les yeux et la relaxation du mental

Aujourd'hui, nos yeux sont soumis à une double pression : la pollution électromagnétique et lumineuse associée à l'utilisation généralisée des multiples écrans informatiques d'une part, et d'autre part la généralisation du port de lunettes correctrices. La pollution électromagnétique, dans tous les cas de figure, apporte le stress, mental et nerveux, ce qui se répercute sur les yeux. La lumière des écrans agresse également directement les yeux. Le port des lunettes, quand elles sont adaptées précisément à la vue du porteur, soulage la tension des yeux, mais empêche toute accommodation et cela implique inévitablement des lunettes de plus en plus fortes. Mais la plupart du temps, elles sont prévues avec une correction plus forte pour préve-

---

1. Les genoux constituent le maillon faible des poses assises.

nir la dégradation programmée, et cela entraîne une tension oculaire supplémentaire. Sans parler des doubles foyers ou des verres progressifs où l'on cherche à remplacer la plasticité oculaire naturelle par une correction artificielle.

La méditation et tous les exercices de concentration, exercent aussi une tension mentale et oculaire au début de la pratique et qui peut dire à partir de quel moment la méditation entraîne la relaxation oculaire ? Et comment bien méditer quand on aborde la discipline avec des yeux stressés et fatigués et un mental sous tension permanente ?

C'est pourquoi nous considérons que la relaxation oculaire est devenue incontournable pour la pratique de la méditation, en raison précisément de l'influence du mental sur les yeux et des yeux sur le mental.

Parmi les exercices les plus importants, nous préconisons :

◊ En premier la relaxation des yeux, ce qui implique que nous devons développer un réflexe de prise de conscience de la tension oculaire dans la vie active et donc de généraliser la détente oculaire.

◊ La mobilisation les yeux dans toutes les directions

◊ L'habitude de cligner des yeux, en particulier devant les écrans.

◊ L'entraînement du regard à l'accommodation à la distance près ←→ loin. Nous avons connu une personne de 75 ans qui a conservé sa vision parfaite de la jeunesse. Elle a pratiqué toute sa vie ce dernier exercice.

C'est une discipline qui doit être intégrée à la vie, de la jeunesse au grand âge.

N° 1 – L'ASSOUPLISSEMENT DES YEUX

Nos yeux sont en relation directe avec notre mental. À travers les yeux, nous pouvons stopper notre mental en immobilisant les yeux, ou les assouplir pour créer une coupure dans notre activité intellectuelle et pour libérer la tension oculaire et mentale.

On dit en Inde que la principale cause de détérioration de la vue est la tension mentale qui se propage automatiquement aux muscles oculaires. On le sait depuis les travaux du docteur Bates en 1920, mais l'Inde a écouté, car elle est restée proche des solutions naturelles pour la santé. En occident, l'approche rationaliste, couplée aux intérêts des fabricants de lunettes[1], ne pouvait qu'être hermétique à une méthode naturelle de correction de la vue.

Toute personne dont la vue s'est dégradée peut regagner quelques dixièmes par une gymnastique oculaire appropriée, mais celle-ci ne peut donner ses fruits que si la relaxation oculaire accompagne les exercices.

C'est pour cela que nous conseillons de réaliser les mouvements des yeux en expirant ou de rester conscient de ce que l'on voit devant soi pendant le mouvement. Concentrez-vous sur ce que vous voyez de façon ininterrompue plutôt que sur le mouvement des yeux.

Apprenez aussi à relaxer les yeux et corrigez-vous régulièrement pendant les exercices, ainsi que pendant la journée.

Tendez votre bras devant vous et regardez l'ongle de votre pouce. Puis effectuez des mouvements lents du bras, de droite à gauche, de haut en bas, et enfin parcourez un demi-cercle à droite avec le bras droit et un demi-cercle à gauche avec le bras gauche. En suivant l'ongle, vos yeux s'orientent ainsi dans toutes les directions. Prenez soin de ne pas bouger la tête. Enfin, posez le pouce sur le bout du nez, puis sur le milieu du front, ce qui fera converger votre regard vers le bas et vers le haut. Puis, relaxez les yeux.

VARIANTE : LA LEMNISCATE ∞ ★★★

Fermez les yeux et suivez en imagination le parcours d'une lemniscate (un huit horizontal) dont le centre (le point d'intersection) est situé entre les sourcils, dans le renfoncement entre le nez et le front. Ce point est appelé *Trikutî*. La trajectoire suit le pourtour de chaque œil. Appliquez-vous à suivre la courbe le plus fidèlement possible pendant quelques instants, puis relaxez les yeux.

Lorsque le mouvement est bien acquis, élargissez la courbe latéralement, sur les côtés ; vous amplifierez la détente.

N° 2 – LA RELAXATION DES YEUX

Nous avons vu que les tensions mentales s'incrustent dans les muscles oculaires et les rendent rigides, détériorant ainsi à la longue notre vision. Cela pourrait d'ailleurs être comparé aux contractions musculaires dans le dos qui exercent des pressions dissymétriques et pro-

1. Pour ceux qui en douteraient, les boutiques commerciales les plus répandues et stables dans nos villes sont les pharmacies, **les opticiens**, les assurances et les boulangeries.

longées sur nos vertèbres, déforment notre statique et entretiennent nos douleurs cervicales, dorsales et lombaires. À l'inverse, toute relaxation des yeux tendra à ramener l'état de calme et d'équilibre dans le mental.

Pour relaxer les yeux, il n'y a qu'un seul mouvement à apprendre. Il est simple. Quand nous sommes crispés et tendus, les globes oculaires ont tendance à sortir de leurs orbites vers l'avant. On rencontre d'ailleurs souvent ce mouvement, fortement caricaturé, dans l'expression de surprise de certains héros de dessins animés américains. Ainsi, si nous voulons relaxer les yeux, nous devons effectuer le mouvement inverse, en ramenant les globes oculaires vers l'arrière, au fond de leurs orbites.

Allongez-vous, de préférence, ou asseyez-vous dans un fauteuil, la tête appuyée vers l'arrière. Puis laissez les globes oculaires s'enfoncer dans leurs orbites, en vous concentrant sur le poids des yeux, dans un mouvement de relaxation et de dilatation. La relaxation se propage alors instantanément à la nuque et au mental.

N'hésitez pas, au début, à alterner des mouvements de crispation volontaire et de relaxation des yeux de façon à bien se remémorer la sensation que vous pourrez détecter ensuite dans vos différentes activités.

N° 3 – ÉLARGIR LES YEUX

La relaxation des yeux peut encore être amplifiée davantage par un mouvement latéral, vers l'extérieur. C'est ce que nous voyons dans cet exercice.

Nous retrouvons ici le même support de la respiration pour notre concentration. Fermez les yeux dans toute la pratique. Dans un premier temps :

△ Inspirez et concentrez-vous sur l'extrémité interne de l'œil (du côté du nez), tout en équilibrant parfaitement la perception des deux côtés.

▽ Expirez longuement et déportez votre attention sur le bord externe des deux yeux, vers les tempes.

Cela constitue un cycle. Effectuez de cinq à dix cycles.

Ensuite, sentez et visualisez vos yeux en les imaginant plus grands, et surtout plus larges, comme s'ils s'étendaient jusqu'aux tempes. Combinez ce mouvement avec la relaxation oculaire comme vous avez appris à le faire.

Si vos tensions sont fortes, vous pourrez ressentir de la rigidité, voire des douleurs, dans les yeux. Dans ce cas, pratiquez une série de plusieurs cycles et alternez avec le relâchement des yeux.

N° 4 – LE PALMING

Frottez vigoureusement vos paumes l'une contre l'autre pendant quelques instants pour les dynamiser, puis appliquez-les en coupole sur chacun de vos yeux, sans les toucher et en éliminant le passage de la lumière. Fermez les yeux, laissez-les absorber toute la vitalité des mains et concentrez-vous sur la vision de l'obscurité et la détente oculaire et mentale.

Recommencez tout le processus une ou deux fois.

N° 5 – LE PALMING ET LA RESPIRATION DES YEUX ★★★

1° partie :

Reprenez le palming, détendez les yeux et commencez la respiration des yeux.

△ Inspir : le prâna traverse les yeux vers l'intérieur de la tête.

▽ Expir : renvoyez le prâna devant vous en traversant les globes oculaires.

Les premières fois, contentez-vous de quelques respirations et assurez-vous que vos yeux s'y habituent progressivement.

2° partie :

Cette variante est plus poussée ; ne l'abordez qu'après une bonne aisance dans l'exercice précédent.

Ensuite, procédez comme suit :

△ Inspir : faites entrer le prâna à l'intérieur des yeux.

▽ Expir : dirigez le prâna vers l'arrière des globes oculaires.

3° partie :

△ Inspir : faites entrer le prâna à l'intérieur des yeux.

▽ Expir : effectuez un mouvement d'expansion de la partie postérieure des globes oculaires vers l'arrière de la tête.

Bien entendu, vous n'êtes pas obligé de pratiquer les trois étapes à chaque fois.

N° 6 – LE PALMING ET L'ESPACE INTÉRIEUR DES YEUX ★★★

Effectuez le palming, puis :

△ Inspir : entrez dans vos yeux et découvrez leur forme sphérique.

▽ Expir : imaginez / découvrez l'espace intérieur illimité de chaque œil, puis des deux yeux.

N° 7 – LE PALMING ET L'ESPACE DERRIÈRE LES YEUX ★★★

Effectuez le palming, puis :

△ Inspir : visualisez et ressentez bien la forme sphérique des yeux.

▽ Expir : imaginez / visualisez l'espace (subtil) à l'arrière des yeux.

Dans la méthode de rééducation des yeux du Dr Bates, que l'on appelle aussi « Yoga des yeux », des exercices sont proposés avec des accessoires. Ils sont aussi très efficaces. Ces exercices sont en particulier pratiqués à l'ashram de Sri Aurobindo à Pondichéry.

Nous pouvons y ajouter la lecture ou la vision avec les lunettes à grille. Choisissez-les de préférence avec les trous en forme pyramidale.

L'entraînement à la relaxation oculaire est devenu indispensable pour toutes les pratiques de concentration mentale – notamment en raison de la généralisation du stress mental et de la nocivité des multiples écrans informatiques. La gymnastique des yeux crée une coupure dans la tension mentale et rétablit la détente et l'équilibre oculaire.

Le prânâyâma, préparation à la méditation

5
LA RESPIRATION, NOTRE PREMIÈRE RESSOURCE

Les bases du prânâyâma

Le *Prâna* est l'énergie de vie ou force vitale, universelle ou individuelle.

Le terme « prânâyâma » est traduit de deux manières différentes.

◊ Soit on considère qu'il est formé des mots sanskrits « prâna » (énergie vitale) et « yama », qui signifie le contrôle et il s'écrit prânâyama (le contrôle ou la maîtrise du prâna)

◊ Soit on le considère formé des deux mots : prâna et âyâma et il s'écrit prânâyâma. « Âyâma » signifie : extension, accroissement, expansion, amplification, déploiement, développement. Les deux traductions ont du sens, mais celui qui connaît la nature du prâna préférera la seconde. C'est aussi cette dernière interprétation que nous privilégierons. Ajoutons que le mot est généralement transcrit « prânâyâma » (avec trois « a » longs), ce qui nous conforte dans notre choix. On pourra le traduire par la science (ou l'art) de la respiration yogique, ou plus simplement LA RESPIRATION DU YOGA.

Les accomplissements de la science de la respiration yogique (prânâyâma) sont multiples et variés. Elle peut nous conduire à des états de conscience modifiée, à la transe, dans laquelle la respiration peut s'arrêter pendant de longues durées, ou réveiller en nous de formidables énergies, mais nous retiendrons en premier qu'elle est d'abord capable de nous relaxer et de nous équilibrer. En fait, il n'existe pas, à notre connaissance, de moyen aussi efficace que le *prânâyâma* pour apporter à l'être humain *l'équilibre*, aussi bien dans son psychisme que dans son corps, l'équilibre, que le yoga considère comme la pierre angulaire de toute évolution supérieure. En outre, certains rythmes détendent, relâchent ou créent une expansion de notre *citta,* et la relaxation en est le premier résultat. Un autre aboutissement de la pratique du *prânâyâma* est la maîtrise du *Prâna.* Or, le *Prâna* est dans sa nature même une force équilibrée, et donc également apaisante et curatrice.

> *Dans le contexte que nous avons relevé pour notre époque productiviste et technologique, fortement déséquilibrante et stressante pour nos esprits et nos corps, la méditation se doit d'intégrer le rééquilibrage énergétique et psychologique. Pour cela, le prânâyâma est notre outil le plus efficace et le plus précieux.*

Comment respirons-nous?

En situation de tension, en situation émotionnelle ou dans l'absorption complète dans l'activité intellectuelle, le souffle devient superficiel, court, peu profond; il devient irrégulier et rapide. L'inspiration prédomine sur l'expiration ou encore le souffle est bloqué. D'autre part, la respiration s'effectue par le haut des poumons au détriment de la respiration abdominale.

> *La respiration naturelle est régulière, abdominale et profonde. L'expiration doit prédominer sur l'inspiration.*

La respiration peut se dérouler sur trois étages différents: abdominal, thoracique et claviculaire.

La respiration naturelle est la respiration complète, qui intègre les trois étages. Mais c'est la respiration abdominale qui est la plus importante des trois. C'est la respiration du jeune enfant. Elle permet un apport d'air maximum pour un effort minimum, elle met en mouvement le diaphragme, stimule le plexus solaire et masse les organes abdominaux. De par son action sur le diaphragme et le plexus solaire, elle engendre la relaxation. D'autre part, la stimulation du plexus solaire encourage le bon fonctionnement du métabolisme du corps. C'est donc la respiration abdominale que nous devons privilégier, car elle est la plus connectée au corps. C'est notre base, notre assise, notre stabilité.

Pour le Yoga, la respiration thoracique est, elle, liée à l'émotion et la respiration claviculaire est associée à l'activité intellectuelle. Mais cela ne signifie pas que nous deviendrons plus intelligents en respirant par le haut de la poitrine! En fait, nous constatons bien que dès qu'il y a émotion, la respiration du ventre ne fonctionne plus et que la respiration va se localiser en haut des poumons dès qu'il y a effort ou tension mentale.

Les quatre temps de la respiration

1 – L'inspiration

C'est la phase active de la respiration, l'entrée de l'énergie. D'une façon générale, l'inspir nous met en relation avec les organes des sens et l'extériorisation. Elle prédomine le jour et dans les émotions négatives, comme la tristesse ou la peur. Elle encourage l'activité, l'action, la force. Mais elle accompagne souvent la tension musculaire ou mentale.

Plus positivement, l'inspiration est liée à l'absorption de la vitalité. Et ce, d'autant plus qu'elle s'effectue lentement.

2 – L'expiration

L'expiration est la phase passive de la respiration. Elle représente l'énergie qui sort, et cela s'accompagne d'une déconcentration musculaire et mentale. Elle est aussi associée à l'élimination des toxines et des énergies usées, mais aussi des émotions et des tensions, et ce d'autant plus qu'elle s'effectue rapidement ou fortement comme pour les respirations de purification ou les soufflets. Elle peut être associée au cri, au chant, au geste violent.

L'expiration lente, par contre, accélère les échanges énergétiques et encourage les différents systèmes du corps à fonctionner de manière optimale.

L'expiration engendre le calme, la paix, le repos, l'ouverture et la réceptivité, le lâcher-prise, la relaxation, l'expansion et la joie. Elle prédomine la nuit et dans le rire et la tendresse.

La rétention du souffle

Les deux rétentions du souffle entraînent la stabilité du milieu intérieur, le citta[1]. Elles constituent les deux temps les plus puissants de la respiration. Dans les textes anciens, le prânâyâma était synonyme de Kumbhaka (rétention du souffle)

---

1. Citta est la substance de la conscience (prononcer «tchitta»).

3 – La rétention du souffle poumons pleins (kumbhaka)

La rétention ou la suspension à poumons pleins du souffle est l'aboutissement supérieur de l'inspiration, tout comme la rétention à poumons vides l'est pour l'expiration.

Elle engendre la concentration énergétique et mentale, la force physique et psychique et la chaleur du corps. Elle accroît la vitalité et concentre le prâna.

Kumbhaka[1] accélère les échanges dans le corps. Mais quand il est inconscient, il est aussi parfois synonyme de blocage, de contraction, comme dans la peur.

La pensée et l'émotion sont stoppées. La rétention du souffle à plein entraîne une position dynamique de la conscience, une force pour la vie extérieure; elle engendre la stabilité du milieu intérieur et du psychisme et favorise l'égalité d'âme. Elle développe les qualités intellectuelles, l'optimisme, la confiance en soi, la maturité et encourage l'épanouissement psychologique.

4 – La rétention du souffle à poumons vides (shunyaka[2])

La rétention ou la suspension à poumons vides conduit à la relaxation, à la réceptivité et à l'intériorisation, au contact avec l'être intérieur et comme le kumbhaka stabilise le prâna et le citta.

Shunyaka élimine les tensions et les blocages par l'ouverture et la paix intérieure. L'élimination des blocages permet l'assimilation et accélère les échanges psychiques, énergétiques et physiques.

Il engendre une position passive, un lâcher-prise, le sacrifice de sa volonté personnelle. Nous sommes d'ailleurs incapables de supporter *shunyaka* si notre mental est trop actif ou si on est entraîné dans l'émotion. La rétention à vide est liée à la confiance, au lâcher-prise de la volonté personnelle, elle prédomine dans la joie, le rire, la tendresse, l'intériorisation profonde.

Shunyaka conduit au contact avec l'être intérieur, nous oriente vers la vie intérieure et apporte la stabilité qui naît de la paix, du retrait de l'action et de la vie, de la disparition des contraires.

Le yoga utilise les quatre temps de la respiration et reconnaît, comme nous l'avons vu, une fonctionnalité énergétique et psycholo-

---

1. Kumbhaka est masculin.
2. Shunyaka est du genre neutre ; prononcer shounyaka.

gique pour chacun d'eux. Mais ce qu'il faut retenir en premier, c'est l'importance de l'expiration et de la rétention à vide pour la relaxation et l'intériorisation.

Dans le cadre d'un Yoga de la transformation de soi et de l'accès à la transcendance, qui va donc au-delà de l'équilibre et de la santé, la tradition indienne reconnaît dans les deux rétentions du souffle les 2 temps les plus puissants.

6
LA MAÎTRISE DE LA RESPIRATION

La respiration naturelle

Pour beaucoup d'entre nous, la respiration a été perturbée tant de fois par nos émotions qu'elle a adopté un fonctionnement déformé, dénaturé, imparfait. Pour en corriger les défauts, plusieurs apprentissages sont nécessaires. Tout d'abord, les zones physiques qui ont été bloquées peuvent retrouver toute leur souplesse par des exercices d'assouplissement spécifiques. Par exemple, on étirera les côtés latéraux de la cage thoracique si les blocages se situent à ce niveau. En fait, nous bénéficierons tous d'une libération de notre respiration en assouplissant systématiquement toutes les zones du dos, de l'avant de la cage thoracique et des côtés, de la zone des clavicules et du haut du dos. Les postures du Yoga (âsanas), remplissent parfaitement cette fonction. Ajoutons la libération du diaphragme, pour lequel nous recommandons la pratique du bandha *Uddîyâna, qui* est particulièrement efficace. Nous le décrivons au N° 49.

Nous achèverons notre objectif avec la pratique de la respiration abdominale et de la respiration complète, mais aussi dans les différentes pratiques respiratoires qui mettent l'accent sur la régularité du souffle et le contrôle des quatre temps. Notons qu'il arrive parfois qu'un ou plusieurs temps de la respiration résiste obstinément à tous nos efforts. Cela révèle un traumatisme subconscient.[1] Cela constitue alors une contre-indication temporaire au prânâyâma tant qu'une psychothérapie libératrice n'aura pas été entreprise.

---

1. Nous préférons, avec Sri Aurobindo, utiliser le mot «subconscient» plutôt que «inconscient», plus précis et plus adapté, l'Inconscient supposant qu'il n'y a aucune conscience y résidant, ce qui est manifestement inexact, même si cette conscience limitée n'est pas montée jusqu'à la surface.

Nous allons maintenant passer en revue quelques techniques respiratoires de base du Yoga.

La respiration abdominale

N° 8 – LA RESPIRATION ABDOMINALE ★★★

Allongé sur le dos, une main posée sur le ventre, l'autre main sur la poitrine, respirez par le ventre sans bouger la cage thoracique. En inspirant, le ventre se gonfle et la sangle abdominale monte ; en expirant, le ventre se rétracte : il descend.

△ En inspirant, le ventre se relâche et se gonfle.

▽ À l'expir, il se contracte. Vérifiez bien que le mouvement du ventre soit correct.

Quand cette respiration est maîtrisée en position allongée, entraînez-vous à la réaliser en position assise. Pratiquez-la ensuite, lentement, dans la journée, aussi souvent que possible.

VARIANTE : LE MOUVEMENT DU DIAPHRAGME

Voici une concentration dans la respiration abdominale qui amplifie les effets de relaxation : visualisez et ressentez physiquement le mouvement du diaphragme qui s'incurve vers le bas à l'inspir et s'incurve vers le haut à l'expir.

Attention ! Toutes les respirations, en yoga, sont effectuées par le nez, sauf en cas d'avis contraire pour certaines techniques particulières.

Le prânâyâma se pratique à jeun. Après la pratique, attendez une demie heure avant de manger ou de faire des efforts physiques.

La respiration complète

N°9 – LA RESPIRATION COMPLÈTE ★★★

Avant toute chose, nous prendrons bien conscience que le geste respiratoire n'est pas réalisé par une aspiration volontaire de l'air au niveau des narines ou de la bouche, mais par un mouvement d'aspiration – comme dans le cas d'une pompe à vide –, qui est créée par une expansion du «sac» pulmonaire.

Les *muscles respiratoires* et le *diaphragme* se synchronisent pour agrandir l'espace de la cage thoracique :

1 – **Par le bas** (le diaphragme descend, ce qui gonfle l'abdomen)

2 – Expansion **latéralement** de la cage thoracique sur les côtés, vers l'avant et vers l'arrière, dans toutes les directions.

3 – **Par le haut** avec l'élévation des clavicules et l'expansion de la partie supérieure de la poitrine, la zone claviculaire, surtout vers l'avant, mais aussi, dans une moindre mesure, dans le haut du dos et latéralement, en dessous des aisselles

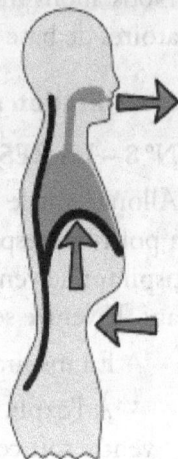

L'agrandissement de la cage thoracique, solidaire des poumons, entraîne alors l'expansion des poumons et crée une **dépression** qui aspire l'air par les narines ou la bouche[1] et le conduit dans les poumons.

Du point de vue de la pratique, c'est important parce que l'effort se portera sur la maîtrise des muscles de la poitrine et du ventre et sur la relaxation des narines, entraînant une plus grande facilité dans la respiration et une plus grande détente mentale, et permettant une respiration silencieuse.

En position assise, le dos droit, la sangle abdominale relâchée[2], inspirez en gonflant d'abord le ventre, puis la cage thoracique, du bas vers le haut jusqu'au soulèvement des clavicules, – MAIS SANS LEVER NI CONTRACTER LES ÉPAULES – puis à l'expiration, laissez lentement descendre les clavicules[3], puis laissez la poitrine revenir à sa position de repos et finalement expulsez le reste du souffle en contractant la sangle abdominale.

---

1. Si le passage de la glotte est ouvert. Remarquons, par contre, que si on réalise le même mouvement de l'expansion de la cage thoracique après avoir fermé la glotte, la seule paroi souple étant le diaphragme, c'est le diaphragme qui est aspiré vers le haut par cette dépression thoracique – cela aspire alors le ventre à l'intérieur, comme dans le bandha Uddîyâna (N° 49).
2. Cela implique le basculement du bassin vers l'avant (antéversion).
3. Il n'y a aucun effort à faire puisque la cage thoracique ne demande qu'à descendre !

Dans cette méthode[1], l'inspiration s'effectue par un mouvement de bas en haut et l'expiration, dans un mouvement de haut en bas.

- Laissez les épaules relâchées, ainsi que la nuque, les mâchoires et le visage.
- Agrandissez l'espace du ventre, de la cage thoracique et du haut des poumons autant dans le dos et sur les côtés que vers l'avant.
- Ne gonflez pas le ventre au maximum pendant l'inspir, ne cherchez pas à inspirer à fond, au maximum de vos capacités.

Prenez l'habitude de réaliser une petite suspension du souffle, à plein et à vide, même si ce n'est qu'une seconde. Cela vous encouragera à « calmer le jeu », à ne pas vous précipiter sur l'inspir ou l'expir. Nous devons remplacer les réflexes automatiques et inconscients d'une respiration déformée par une respiration consciente corrigée.

Cela vous prendra quelque temps[2] pour bien harmoniser le mouvement. Ce temps d'apprentissage est normal.

Lorsque tous ces réflexes seront acquis, vous pourrez vous entraîner aux exercices qui suivent.

Nous avons vu qu'en Inde il est dit que le ventre est relié au fonctionnement du corps, la zone thoracique, aux émotions et la zone claviculaire, au mental. La maîtrise de la respiration complète, en intégrant les trois stades, abdominal, thoracique et claviculaire, permet donc d'exercer une influence sur l'ensemble de l'être humain.

À l'inverse, nous dirons, avec André Van Lysebeth, que notre respiration traduit la totalité de ce que nous sommes.

Perfectionner le souffle

N° 10 – LE CONTRÔLE DE L'INSPIRATION, SAHAJ PÛRAKA PRÂNÂYÂMA

△ Inspirez de manière très lente : allongez le souffle progressivement jusqu'à 30 secondes.

---

1. Nous préconisons cette méthode parce que nous l'avons apprise en Inde et suffisamment pratiquée pour en apprécier sa cohérence et son efficacité. Il existe d'autres méthodes en Inde.
2. Cela peut prendre plusieurs mois pour maîtriser complètement tous les réflexes du prânâyâma avec les rétentions et les bandhas associés.

▽ Expirez à fond naturellement et tranquillement, de manière passive, sans vous presser.

Effectuez une dizaine de respirations. Par une pratique quotidienne, vous parviendrez rapidement à 30 secondes.

N° 11 – LE CONTRÔLE DE L'EXPIRATION, SAHAJ RECHAKA PRÂNÂYÂMA

Procédez de la même manière.

△ Inspirer à fond naturellement.

▽ Expir : prenez le contrôle de l'expir et allongez le souffle progressivement jusqu'à 30 secondes.

N° 12 – LA RESPIRATION FRACTIONNÉE, VILOMA PRÂNÂYÂMA

Voici une respiration particulière dans laquelle l'inspiration ou l'expiration sont fractionnées. Respirez de manière lente et régulière.

Première variante : expiration fractionnée

△ L'inspiration est normale, mais uniforme, profonde.

▽ Puis expirez pendant 2 secondes, suspendez le souffle 2 secondes, expirez 2 secondes, suspendez 2 secondes, et ainsi de suite. Vous pouvez facilement intégrer cinq paliers.

Deuxième variante : inspiration fractionnée

Dans cette variante, nous ne fractionnerons que l'inspir.

△ Inspirez pendant 2 secondes, suspendez le souffle 2 secondes, expirez 2 secondes, suspendez 2 secondes, et ainsi de suite.

▽ L'expiration est normale.

Troisième variante : inspir et expir fractionnés

Une fois les deux pratiques fractionnées maîtrisées, entraînez-vous pareillement en fractionnant à la fois l'inspir et l'expir.

△ Inspir fractionnée.

▽ Expir fractionnée.

7
LES PRÂNÂYÂMAS DE RELAXATION

Les prânâyâmas traditionnels

Les huit prânâyâmas traditionnels du Yoga sont : Ujjâyî, Sûrya bhe-dana, Bhastrikâ, Plavini, Moorchâ, Shîtalî, Sîtkarî et Bhrâmarî. Nous verrons dans cet ouvrage : Ujjâyî, dans sa forme méditative, N° 19 Bhastrikâ, N° 36 et Bhrâmarî, l'Abeille, N° 71.

L'expiration, source de relaxation et d'élimination

N° 13 – L'EXPIRATION DOUBLE (RYTHME 1 : 2)

Nous avions vu que l'expiration exerçait une influence relaxante. C'est pourquoi elle est favorisée dans le prânâyâma. Souvenez-vous que l'allongement du souffle amplifie ses effets.

Généralement, l'expiration est doublée par rapport à l'inspiration. Cela donne le rythme 1 : 2. Si vous inspirez en 4 secondes, vous expirerez en 8.

Installez-vous bien et commencez la respiration. Commencez avec 5 : 10, en doublant l'expir, puis augmentez progressivement le rythme : 5 : 10 ; 6 : 12, 7 : 14 etc. La relaxation sera d'autant plus profonde que l'expir sera long.

> *Pour réussir une longue expiration, pensez à la démarrer très lentement !*

N° 14 – AMPLIFIER L'EXPIRATION, RECHAKA PRÂNÂYÂMA

Nous voyons ici quelques variantes traditionnelles avec l'accent sur l'expir.

Le son HA à l'expir (à voix basse)

△ Inspir normal par les narines.

▽ Expir très lent et long par la bouche avec le son HA.

L'expir en Kaki mudrâ

△ Inspir normal par les narines.

▽ Expir très lent par la bouche en *Kaki mudrâ*[1].

L'expir en Sheetalî[2] prânâyâma

△ Inspir normal par les narines.

▽ Expir très lent par la bouche en pinçant les lèvres ou en plaçant la lèvre supérieure sur l'inférieure. L'accent est mis sur la fonction d'élimination et de purification.

En resserrant le passage, la pression interne augmente – ce qui est recherché dans cet exercice.

N° 15 – AMPLIFIER BRUSQUEMENT L'EXPIRATION, KAPÂLABHÂTI LENT ★★★

Les variantes de ce chapitre sont connues comme des prânâyâmas de purification. La respiration du Soufflet, Kapâlabhâti, sur un rythme rapide, est décrite plus loin au N° 29.

Effectuez un soufflet **lent** avec une série d'expirations brusques, mais régulières, par la bouche :

Première variante :

▽ Expir puissant en Kaki mudrâ, avec le son WOOH.

Deuxième variante, plus puissante :

▽ Expir avec le son PPOOH.

Pratiquez une à deux dizaines de respirations pour chacune des deux variantes.

N° 16 – LA RESPIRATION TRIANGULAIRE DE RELAXATION (1:1:1) ★★★

Ce rythme combine les qualités d'équilibre et de détente. Il égalise les trois temps de la respiration : l'inspir, *pûraka,* l'expir, *rechaka,* et la rétention à poumons vides (*shunyaka*[3]). Recherchez l'uniformité du

---

1. Kaki = corbeau. Dans le Kaki mudrâ, les lèvres forment un O.
2. Sheetali prânâyâma est une respiration d'été ; l'une de ses variantes expire en pinçant les lèvres. Nous reverrons Sheetali au N° 70 (chapitre 11).
3. Prononcer *pouraka, retchaka* et *shounyaka.*

souffle et la détente du corps.

Lorsque ce rythme vous sera devenu familier, vous pourrez visualiser un triangle avec sa pointe en haut.

△ Pendant l'inspir, en 5 secondes, par exemple, montez les deux branches du triangle vers son sommet ; suspendez le souffle pendant une seconde.

▽ Pendant l'expir, avec la même durée de 5 secondes, descendez le triangle sur le même rythme que votre respiration.

▼ Restez à poumons vides pendant 5 secondes, tout en visualisant la base du triangle. Identifiez le sommet du triangle avec le point énergétique appelé *Trikutî* et situé dans le renfoncement entre le front et le nez, entre les sourcils.

Cette respiration, en insistant sur l'expiration et la rétention à vide, est particulièrement efficace pour la détente mentale et l'intériorisation. En ce sens, elle constitue une excellente préparation à la méditation.

La paix intérieure

N° 17 – LES NEUF RESPIRATIONS

Nous allons utiliser ici le pouvoir de relaxation que possède l'expiration.

Effectuez une série de neuf respirations, chacune avec une concentration différente.

△ Inspirez profondément.

▽ En expirant longuement et lentement, relaxez dans un mouvement de dilatation : le cerveau (1), les épaules (2), la nuque (3), les mâchoires et la langue (4), les yeux et les tempes (5), le front et le crâne (6), l'ensemble du visage (7), le cerveau (8), et (9) terminez cette série avec la neuvième respiration par la détente du mental.

Demeurez ensuite quelques instants dans cette sensation de détente du mental, ou recommencez un nouveau cycle.

N° 18 – LA RELAXATION DU CERVEAU

Fermez les yeux, de préférence.

△ Inspirez par les deux narines, bien symétriquement, et élevez le souffle subtil dans une respiration lente et douce, jusqu'à *Trikutî*, le centre énergétique situé au sommet des narines, dans le renfoncement entre le nez et le front.

▽ Expirez ensuite longuement dans un mouvement intérieur de relaxation du cerveau. La sensation démarre à *Trikutî* et s'étend à toute la tête. Effectuez ainsi une dizaine de respirations.

Quand vous serez arrivé à une détente profonde de la tête, arrêtez l'exercice et restez quelques instants immobile, intériorisé dans cette sensation agréable.

N° 19 – UJJÂYÎ PRÂNÂYÂMA1 ★★★

Ujjâyî est le nom d'une respiration très particulière dans laquelle on resserre la glotte, donnant ainsi naissance à un son sourd pendant la respiration. Avec une petite pratique, non seulement on arrive à produire ce son aussi bien à l'inspir qu'à l'expir, mais également à le moduler plus ou moins fort et à le maintenir uniforme. Ce léger entraînement est absolument indispensable avant d'aborder d'autres exercices plus avancés. Ce resserrement de la glotte est la caractéristique de cette respiration qui occupe une place déterminante dans le prânâyâma orienté vers la méditation.

La méthode complète de Ujjâyî prânâyâma correspond à un prânâyâma avancé, avec des rétentions de souffle, des mudrâs-bandhas et des concentrations. Il n'entre pas dans le cadre de cet ouvrage.

Pour l'apprendre, prononcez longuement à voix basse le son HA pendant l'inspir et l'expir. Vous constaterez que la glotte est fermée. Puis effectuez le même son avec la bouche fermée.

Commencez à vous entraîner sur l'expir. Une fois l'expir maîtrisé, ajoutez l'inspir. Ensuite, entraînez-vous à uniformiser le son et à égaliser la durée des 2 temps.

Quand vous aurez maîtrisé la technique, vous pourrez vous entraîner à l'égalisation de votre inspir et de votre expir en Ujjâyî, puis contrôlez votre souffle pour qu'il s'écoule lentement, profondément et surtout régulièrement. Avec l'entraînement, ramenez le son à un niveau sonore minimum. On dit en Inde que vous devriez être le (la) seul(e) à l'entendre. Restez ainsi concentré pendant quelques minutes sur ce son toujours égal à lui-même.

---

1. Prononcer Oujjayi. La respiration du Victorieux.

Ujjâyî accentue fortement l'intériorisation et la relaxation. Pratiquée dans ce contexte, on lui associe volontiers la *Khecarî mudrâ[1]*, qui consiste à placer le bout de la langue retournée sur le palais supérieur.

Ujjâyî est l'une des respirations les plus extraordinaires dont les effets sur l'organisme et sur le psychisme sont multiples. Nous ne retiendrons ici que ses effets relaxants et son aptitude à favoriser le contrôle des émotions, et en particulier la peur.

Sur le plan de la santé, Ujjâyî est efficace pour calmer une crise d'asthme[2] ou les irrégularités des battements du cœur, surtout si on le pratique régulièrement. Dans ce dernier cas, la durée de l'inspir et de l'expir sera égale et les rétentions (pour le coeur), s'il y en a, ne dépasseront pas 4 secondes.

Ujjâyî se pratique lentement et régulièrement pour la relaxation et l'intériorisation, avec un son le plus bas possible.

La gestion émotionnelle

Mais si on veut l'utiliser pour gérer les émotions, en particulier les émotions puissantes, on le pratiquera avec un souffle puissant, un son fort, plus ou moins rapidement, en s'efforçant d'équilibrer la durée de l'inspir et de l'expir.

VARIANTE 1 : LE SON DE LA VAGUE SUR LE SABLE

Le son que font les vagues en s'étalant sur le sable suit une courbe d'intensité sonore qui croît et décroît progressivement. Ce son est très relaxant. Dans cette variante, imitez avec le son caractéristique d'*Ujjâyî* le bruit d'une vague à l'inspir et d'une autre à l'expir. Si vous cherchez à en accentuer l'effet, bouchez-vous les oreilles.

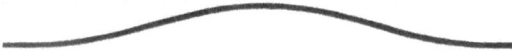

VARIANTE 2 : UJJÂYÎ, AVEC LA KHECARÎ MUDRÂ[3] ★★★

Adoptez une posture confortable, puis commencez la respiration Ujjâyî, comme nous l'avons apprise au N° 19. Concentrez-vous sur la régularité et l'uniformité du son, puis égalisez la durée des quatre

1. Prononcer khétchari moudra.
2. Uniquement si on a déjà maîtrisé ce prânâyâma auparavant.
3. La Khecarî mudrâ dans sa forme simple consiste à retourner le bout de la langue sur le palais supérieur. Il est décrit dans l'exercice 40.

temps de la respiration. Enfin, retournez votre langue sur le palais supérieur, le plus haut possible, sans excès.

Commencez en n'appliquant la *Khecarî mudrâ* que dans l'inspir et l'expir et relaxez la langue dans les deux rétentions, le temps d'habituer les muscles de votre langue. Par la suite, vous pourrez la conserver dans les quatre temps.

△ Inspirez en Ujjâyî, avec *Khecarî mudrâ*, en 8 secondes.

▲ Maintenez la *Khecarî* et ajoutez *Mûla bandha* dans le kumbhaka en 8 secondes.

▽ Expirez en Ujjâyî avec *Khecarî mudrâ* en 8 secondes.

▼ Retenez le souffle à vide avec *Khecarî mudrâ* et *Mûla bandha* en 8 secondes.

Si vous recherchez l'intériorisation et le calme intérieur, vous aurez toujours avantage à pratiquer vos respirations en Ujjâyî. La Khecarî *mudrâ* en amplifiera les effets. La pratique d'Ujjâyî concentre les énergies dans Sushumnâ, le canal central.

N° 20 – UJJÂYÎ EN JÂLANDHARA BANDHA ★★★

Dans cet exercice plus profond, nous pratiquons Ujjâyî en position de méditation, en l'associant avec Khecharî mudrâ et un demi Jâlandhara bandha[1], avec des rétentions d'une à deux secondes, en laissant la glotte semi-ouverte.

Pratiquez une dizaine de respirations, puis détendez-vous et intériorisez-vous.

---

1. Jâlandhara bandha, le bandha de la gorge: exercice N° 80.

8

LES RESPIRATIONS DE RÉÉQUILIBRAGE

L'équilibrage énergétique et psychique

Pour le yoga, l'être humain est influencé par deux forces antagonistes et complémentaires, qui circulent dans deux *nâdîs* différentes, situées respectivement à gauche et à droite de la colonne vertébrale et que l'on nomme *Idâ* et *Pingalâ*.

Idâ est lunaire et orientée vers la vie psychique ; elle est liée à la narine gauche, à l'hémicorps gauche et au cerveau droit.

Pingalâ est solaire et orientée vers l'action ; elle correspond à la narine droite, à l'hémicorps droit et à l'hémisphère gauche du cerveau. Généralement, ces deux énergies internes sont en alternance, l'une prédominant sur l'autre, et ce de façon relativement régulière.

Mais si, pendant de courts instants, ces deux forces s'équilibrent, le *prâna* s'éveille dans la *nâdî* centrale appelée **Sushumnâ**[1], et l'être humain passe à un niveau énergétique supérieur, plus subtil, spirituel, propice à l'équilibre et à la méditation, dans un état libéré de toutes tensions. C'est pourquoi les yogis ont créé des pratiques pour équilibrer ces deux *nâdîs*.

Cela peut être réalisé par la concentration sur l'équilibre soit des deux hémicorps, soit des deux narines, soit encore des deux hémisphères cérébraux. Cependant l'équilibrage de l'énergie interne peut aussi être effectué en répartissant le *prâna* dans les parties postérieure et antérieure du corps ou encore dans le haut et le bas du corps. Cela est particulièrement visible dans la photographie « Kirlian » qui montre une empreinte autour des mains ou des pieds (cf. *Apaisez votre mental*, pp. 144 et 145).

---

1. *Sushumnâ* (prononcer *soushoumna*) est la *nâdî* la plus importante. Elle est située dans le corps pranique et correspond à la moelle épinière.

On peut dire que si les deux *nâdîs Idâ* et *Pingalâ* sont l'expression des dualités dans l'homme, *Sushumnâ* est le canal de l'équilibre supérieur et de la transcendance.

Cependant, le rééquilibrage Ida / Pingala est la meilleure méthode accessible à tous que le Yoga nous donne pour le rééquilibrage psychologique. Et l'équilibre psychologique est prioritaire à toute intériorisation ou à toute discipline spirituelle.

Voici un tableau [1] qui montre bien les différences entre *Idâ* et *Pingalâ*.

Idâ	Pingalâ
négatif	positif
féminin	masculin
gauche	droite
yin	yang
lune	soleil
froid	chaud
intuition	logique
désir	action
subconscient	conscient
interne	externe
nuit	jour
passif	dynamique
parasympathique	sympathique
bleu	rouge
hémisphère droit	hémisphère gauche (cerveau)
hémicorps gauche	hémicorps droit
citta	prâna

Les nâdîs Idâ et Pingalâ

Trois canaux énergétiques principaux distribuent le prâna au corps. Ce sont Sushumnâ au centre, au niveau de la colonne vertébrale, Idâ à gauche de la colonne et lié à la partie gauche du corps et Pingalâ à droite et lié à la partie droite du corps.

Nous présentons ici trois représentations.

La première représente les nâdis de façon rectiligne.

---

1. Ce tableau s'inspire du livre de Swami Satyananda: *âsanas, prânâyâma, mudrâs et bandhas* Satyananda éditions.

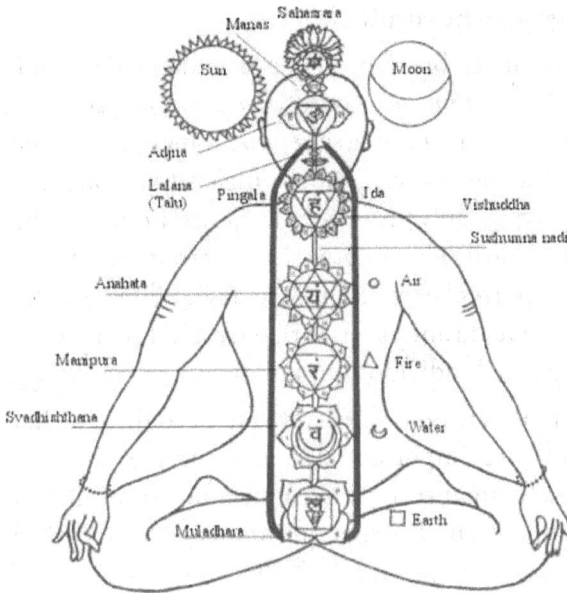

Les autres représentations sont imagées de manière spiralée. Celle de gauche permet de mieux voir les chakras, mais dans l'enseignement, en Inde, les deux nâdîs se croisent à chaque chakra (figure de droite).

La représentation rectiligne ou spiralée sont justes et ne sont pas antagonistes. Cela dépend des pratiques.

Il faut simplement retenir que Idâ est lié à gauche et que Pingalâ nâdi est connectée à la partie droite du corps.

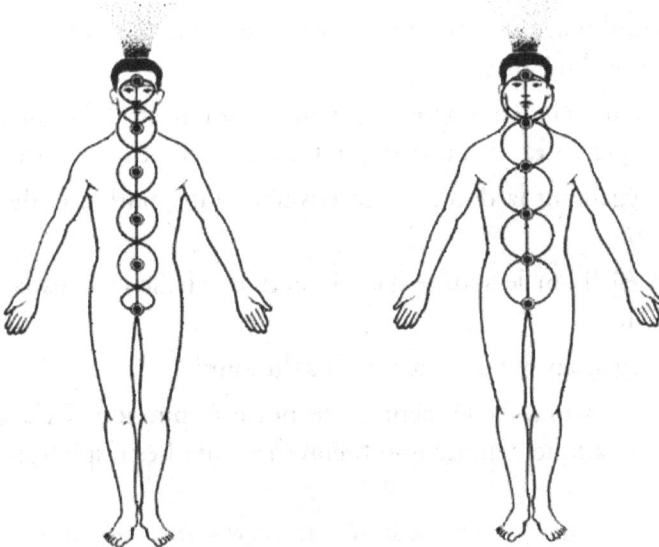

L'équilibrage gauche / droite

Nous avons vu les bienfaits qui proviennent de l'équilibrage des deux *nâdîs Idâ* et *Pingalâ*. Toute perturbation psychologique, et à plus forte raison tout traumatisme psychologique, entraîne un déséquilibre de l'énergie interne à gauche ou à droite, soit localement (par exemple au niveau du ventre) – et toujours au niveau du cerveau –, soit sur l'ensemble de l'hémicorps. Dans certains cas, les *chakras*[1] sont eux-mêmes déportés latéralement. Ce déséquilibre gauche / droite est d'ailleurs souvent chronique et, si rien n'est fait pour corriger la situation, accompagne l'individu tout au long de sa vie et s'aggrave.

De même pouvons-nous observer que l'écoulement du souffle est généralement plus important dans une narine ou dans l'autre, et que cette prédominance varie en moyenne entre 60 et 90 minutes (il existe de nombreux facteurs qui influencent la régularité de cette alternance.

Nous retrouvons la même prédominance du cerveau gauche ou du cerveau droit, et l'alternance se produit également entre 60 et 90 minutes, parallèlement avec les narines. Notons enfin que le sommeil se divise en périodes de 90 minutes.

La moindre émotion perturbe instantanément notre respiration, mais contrôler le souffle permet de stabiliser le mental. Si nous voulons donc renverser la situation et retrouver le calme, la concentration et l'équilibre, nous devons contrôler notre respiration.

Ce rééquilibrage énergétique et psychologique peut être réalisé de cinq façons différentes :

◊ En remettant en fonctionnement la respiration abdominale pour corriger les excès d'une respiration thoracique ou claviculaire.

◊ En égalisant la durée et l'intensité de l'inspiration et de l'expiration

◊ En égalisant le souffle dans la narine gauche et dans la narine droite.

◊ En égalisant les deux rétentions du souffle

◊ En demeurant conscient(e) de notre respiration. Cela corrige automatiquement de nombreuses irrégularités respiratoires.

---

1. Les *chakras* (prononcer tchakras) sont les centres de commande de l'énergie interne et du psychisme. Ce sont aussi autant de portes vers les mondes subtils.

La concentration dans les postures de Yoga.

Pour celles et ceux qui pratiquent les postures de Yoga, les concentrations peuvent jouer un rôle prépondérant pour le rééquilibrage du corps et du psychisme. Nous avons personnellement pratiqué – et enseigné – pendant de nombreuses années les âsanas avec la concentration sur l'équilibrage des deux hémicorps ou sur l'ensemble du corps, ressenti comme une totalité. Outre qu'elles apportent une bonne intériorisation, elles génèrent une stabilité et un équilibre dont nous avons tous besoin et elles entretiennent la santé du corps. Nous pouvons aussi y ajouter dans la même lignée, la concentration sur l'égalisation de l'inspir et de l'expir dans la partie statique des postures. En procédant ainsi, nous combinons les effets bénéfiques de la posture, du prânâyâma et de la méditation.

N° 21 – LA RESPIRATION ALTERNÉE, NÂDÎ SHODANA PRÂNÂYÂMA[1] ★★★

Ce prânâyâma est considéré en Inde comme l'une des pratiques respiratoires les plus importantes. Nous abordons ici les premiers stades. Les degrés supérieurs seront décrits au chapitre 13 avec les rétentions du souffle.

Dans cet exercice respiratoire, nous allons égaliser le souffle dans les deux narines pour rétablir cet équilibrage du *prâna* et pour enlever les blocages énergétiques. En Inde, cette respiration est très conseillée pour sa capacité à purifier les nâdîs[2], et elle est pratiquée pendant plusieurs mois avant d'aborder les *prânâyâmas* avec rétentions de souffle.

En position assise, en respiration complète, le dos droit, bouchez alternativement une narine avec le pouce et l'autre narine avec l'annulaire et l'auriculaire réunis. Les deux doigts du milieu étant repliés sur la paume ou bien posés sur le front.

△ Inspirez par la narine gauche.

▽ Expirez par la narine droite.

△ Inspirez par la narine droite.

▽ Expirez par la narine gauche.

Cela constitue un cycle.

---

1. *Nâdîshodana* signifie : purification des *nâdîs*.
2. Les nâdîs sont au corps prânique ce que les nerfs et les veines sont au corps physique.

Pratiquez cinq à dix cycles avec la main droite et autant de cycles avec la main gauche, en égalisant la durée de l'inspir et de l'expir et en allongeant progressivement le souffle. Les bienfaits seront d'autant plus grands que le souffle sera lent et régulier.

Détendez bien les narines pendant l'inspiration et veillez à la relaxation constante du visage et des épaules. Nous verrons les étapes supérieures plus loin.

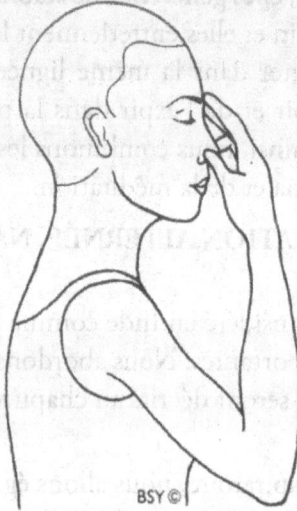

BSY©

Nâdî Shodana

N° 22 – NÂDÎ SHUDDHI PRÂNÂYÂMA, la respiration alternée rectangulaire (2:1:2:1) ★★★

Nâdî shuddhi et Nâdî shodana sont des prânâyâmas similaires, avec une respiration alternée à gauche et à droite. Traditionnellement, Nâdî Shodana est un prânâyâma supérieur, pour l'équilibrage de Ida et Pingala et la purification des nâdîs. La proportion entre les quatre temps varie.

Dans Nâdî Shuddhi, l'inspir et l'expir sont équilibrés ; il en est de même avec les deux rétentions. C'est un remarquable prânâyâma d'équilibrage.

Par exemple, 8:4:8:4.

△ Inspirez par la narine gauche en 8 secondes.

▲ Suspendez le souffle en 4 secondes.

▽ Expirez par la narine droite en 8 secondes.

▼ Suspendez le souffle en 4 secondes.

△ Inspir par la narine droite en 8 secondes.

▲ Suspendez le souffle en 4 secondes.

▽ Expir par la narine gauche en 8 secondes.

▼ Suspendez le souffle en 4 secondes.

Cela constitue un cycle. Pratiquez de 5 à 10 cycles.

NÂDÎ SHUDDHI SUPÉRIEUR

Augmentez la durée.

Entraînez-vous progressivement jusqu'à 16 : 8 : 16 : 8.

VARIANTE – NÂDÎ SHUDDHI PRÂNÂYÂMA ET LE PRÂNA COLORÉ. Rythme (2 : 1 : 2 : 1)

Par exemple, ici 8 : 4 8 : 4 ou 10 : 5 : 10 : 5.

△▲ Inspir par la narine gauche et kumbhaka, avec la visualisation du prâna rose clair.

▽▼ Expir par la narine droite et shunyaka avec la visualisation du prâna bleu clair.

△▲ Inspir par la narine droite et kumbhaka avec la visualisation du prâna rose.

▽▼ Expir par la narine gauche et shunyaka avec la visualisation du prâna bleu.

N° 23 : ANULOMA VILOMA, LA RESPIRATION ALTERNÉE PSYCHIQUE ★★★

Cette respiration alternée se pratique sans les mains et uniquement par l'imagination et la concentration.

△▽ Inspirez par la narine gauche et expirez par la droite.

△▽ Inspirez par la narine droite et expirez par la gauche.

Cela forme un cycle. Pratiquez un minimum de 10 cycles. Égalisez l'inspir et l'expir et respirez uniformément.

VARIANTE : AVEC LE PRANAVA

Chantez le AUM mentalement à l'inspir et à l'expir.

(N° 71) – LA RESPIRATION DE L'ABEILLE ET L'ÉQUILIBRE

Faites vibrer ici le son uniquement dans une oreille en la bouchant avec le doigt, alternativement à gauche et à droite à chaque expiration. Terminez en équilibrant les deux côtés pendant cinq respirations.

Les cinq prânas

La physiologie subtile du Yoga décrit 10 formes de prâna dans le corps. Parmi ceux-ci, cinq sont importants :

◊ Prâna vâyu, localisé dans la poitrine, est responsable de l'énergie qui entre, l'alimentation, physique et énergétique. Il est géré par le chakra du Cœur, Anâhata et possède un mouvement ascendant.

◊ Samâna vâyu, dans la zone du plexus solaire et de l'estomac, représente l'énergie de digestion et d'assimilation ; il dépend du chakra Manipûra.

◊ Apâna vâyu est situé dans le bassin et les jambes ; c'est l'énergie d'élimination. Il est géré par le chakra de la base, Mûlâdhâra et son mouvement est vers le bas.

◊ Udâna vâyu est situé dans la gorge et la tête ; il dépend du chakra Vishuddha et s'occupe de l'expression et des énergies mentales de base. Son mouvement est ascendant.

◊ Vyâna vâyu est contrôlé par Swâddhisthâna, dans le bassin, mais son action s'étend à tout le corps physique : car il gère tout ce qui est circulation dans le corps physique subtil.

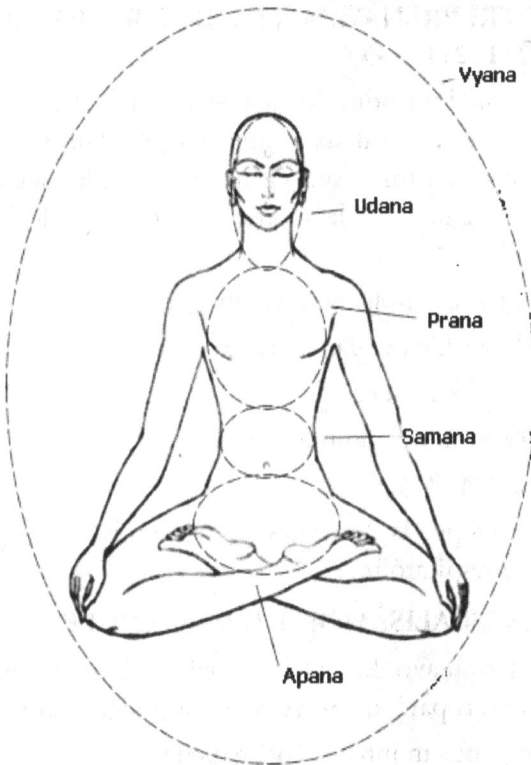

Les 5 prânas

Le pouvoir du rythme

L'égalisation de l'inspir et de l'expir égalise et rééquilibre Prâna et Apâna, l'énergie qui entre et celle qui sort.

N° 24 – LA RESPIRATION TRIANGULAIRE DE CONCENTRATION (1:1:1) ★★★

Les trois temps sont égaux.

△ Inspirez, par exemple, en 8 secondes.

▲ Arrêtez le souffle pendant 8 secondes.

▽ Expirez en 8 secondes.

Ce qui donne 8 : 8 : 8.

Maintenez ce rythme pendant une dizaine de respirations, puis fermez les yeux et conservez votre concentration sur le passage du souffle dans les narines pendant quelques instants.

N° 25 – SÂVITRÎ PRÂNÂYÂMA, LA RESPIRATION RECTAN-GULAIRE (2 : 1 : 2 : 1) ★★★

Sâvitrî prânâyâma [1] introduit les quatre temps de la respiration et les égalise deux par deux. Les deux mouvements de l'inspir et de l'expir, par les deux narines, seront donc égaux, ainsi que les deux rétentions dont la durée s'étendra sur la moitié de l'inspir et de l'expir. Cela donne 2 : 1 : 2 : 1.

△ Inspirez, par exemple, en 8 secondes.

▲ Arrêtez le souffle pendant quatre secondes.

▽ Expirez en 8 secondes.

▼ Restez 4 secondes à poumons vides.

Ce qui donne 8 : 4 : 8 : 4.

Augmentez peu à peu la durée des quatre temps avec la progression de votre aisance respiratoire.

VARIANTE : VISUALISATION DU RECTANGLE

En synchronisation avec le souffle, visualisez un rectangle plus haut que large dont vous parcourrez les côtés dans le sens horaire.

△ À l'inspir, vous montez le côté gauche.

▲ Parcourez le côté supérieur dans la rétention à poumons pleins (*kumbhaka*).

▽ Descendez le côté droit sur l'expiration.

▼ Et parcourez la base inférieure dans la rétention à poumons vides (*shunyaka*).

N° 26 – SAMAVRITTI PRÂNÂYÂMA, LA RESPIRATION CAR-RÉE (1 : 1 : 1 : 1) ★★★

Dans ce prânâyâma, les quatre temps de la respiration sont égalisés. Concentrez-vous sur la régularité du souffle et progressez de jour en jour pour augmenter progressivement la longueur du souffle.

△ Inspirez, par exemple, en 6 secondes.

▲ Retenez le souffle en 6 secondes.

▽ Expirez en 6 secondes.

▼ Restez à poumons vides en 6 secondes.

---

1. *Sâvitrî* est l'un des noms du soleil dans la mythologie hindoue.

VARIANTE : LES ANGLES ARRONDIS

De la même manière, vous pouvez y associer la visualisation d'un carré. Puis, arrondissez les quatre angles. En progressant dans la détente physique et mentale, ce rythme s'allongera, et votre intériorisation et votre relaxation s'approfondiront.

N° 27 – SHERPA PRÂNÂYÂMA (x : 1 : x : 1) ★★★

Cette respiration, qui est pratiquée dans l'exercice de la marche, synchronise le souffle avec les pas.

   △ Inspirez sur 4 pas.

   ▲ Suspendez le souffle pendant un pas.

   ▽ Expirez sur 4 pas.

   ▼ Suspendez le souffle sur un pas.

Ici, le rythme est 4 : 1 : 4 : 1. Le temps des 2 suspensions est dans tous les cas toujours égal à un pas. Mais le temps de l'inspir ou de l'expir peut varier, en fonction de vos capacités et de la difficulté du terrain, si vous êtes en montée ou en descente. Choisissez le rythme le plus adapté et si vous êtes à l'aise, allongez-le.

En cas de fortes difficultés de terrain, continuez d'égaliser l'inspir et l'expir, mais éliminez les suspensions.

Ce prânâyâma augmentera considérablement votre vitalité et votre capacité d'endurance.

Si vous voulez aller plus loin, vous pourrez ajouter des concentrations. Les plus pratiquées sont :

   ◊ La concentration sur le corps entier, comme un bloc (particulièrement ré-équilibrant).

   ◊ L'égalisation des 2 hémicorps (thérapeutique, c'est un classique de l'équilibrage énergétique et psychologique profond).

   ◊ La concentration sur le plexus solaire (pour la vitalité).

   ◊ La concentration sur le chakra de la base, Mûlâdhâra, doit être réservée aux pratiquants supérieurs du Yoga. Nous pouvons la remplacer, sans réserve, par la concentration sur le bassin et les jambes ou sur la relation des pieds avec la Terre.

Pour les personnes qui maîtrisent la **perception** du prâna :

   ◊ La perception du prâna au niveau de la zone du ventre (pour la vitalité).

◊ La perception du prâna au niveau du corps tout entier (corps pranique).

◊ La communion avec l'environnement à travers le prâna[1].

De cette manière, votre marche deviendra thérapeutique et régénératrice et renforcera sa dimension de bien-être.

Apprenez à compter sans compter

Compter mentalement avec les chiffres de manière répétitive, encombre le mental et peut donner l'impression désagréable d'un mental mécanique. Le prânâyâma recherche le calme mental, la vigilance et la liberté intérieure. Est-ce obligatoire de compter ? Et si oui, comment compter de manière moins envahissante ?

En effet, il est important de mesurer les rythmes des différents temps de la respiration au risque d'enlever le rythme lui-même et tous ses bienfaits. D'autre part, il apporte les repères qui mesurent notre progression.

Mais nous pouvons y apporter davantage de subtilité et libérer le mental d'abord en supprimant le comptage avec les chiffres. Les textes indiens préconisent de suivre le rythme des battements du cœur, mais cela n'élimine pas nécessairement les chiffres et on observe que le rythme change selon que l'on est dans l'un ou l'autre des temps respiratoires. Il aura tendance à être plus rapide pendant le kumbhaka et dans l'effort, ce qui est inévitable dans un apprentissage et une progression.

Certains préconisent de répéter un mantra comme mesure. Soit le mantra AUM, que l'on répète pour mesurer les temps, soit un mantra avec plusieurs syllabes où chaque syllabe compte pour la mesure[2] d'une seconde. C'est une bonne méthode.

Ce que nous pouvons faire est de nous habituer à compter par groupe de nombres, sans réciter mentalement les nombres, ce qui constituera la mesure de base, que nous répéterons ensuite selon la durée des cycles. Par exemple, dans le rythme 5:10:5:10, l'unité sera de cinq mesures et on peut remplacer les nombres par un son, comme le son d'un métronome, ou encore par 5 AUM ou par un mantra de cinq syllabes, si vous en avez un.

1. Évidemment, si l'environnement est naturellement riche en prâna (forêt, montagne, bord de mer...)
2. En sanskrit, mesure = mâtrâ.

De cette manière, nous arriverons rapidement à créer un rythme et à diriger la mesure de nos cycles sans que nous ayons besoin d'y penser. Il reste le son du rythme, mais les nombres qui le scandaient disparaissent. On peut ainsi aller facilement jusqu'au rythme de 6. Nous sommes parfaitement capables de suivre le rythme en répétant cette unité (ici constituée de six mesures) de manière automatique, dans un arrière-plan de silence. Dans le cycle 12:48:24, par exemple, on répète notre mesure de base (ici de 6 unités) 2 fois – 8 fois – 4 fois. D'ailleurs, rien ne nous empêche de nous aider avec le son d'un réveil mécanique ou d'un métronome pour vérifier de temps en temps le rythme.

Quand au nombre de cycles parcourus, les mains étant posées sur les cuisses, nous pouvons compter avec les doigts par une pression sur la cuisse. Certains préfèrent compter les cycles avec le pouce en contact avec chaque phalange, ce qui nous donne 12 mesures. Dix ou douze cycles constituant déjà une bonne pratique.

Enfin, vous pouvez utiliser un mala[1] et placer des élastiques ou des fils de laine aux endroits correspondants au rythme du jour.

Cependant, la méthode que je préfère pour compter les cycles, c'est la visualisation des chiffres.

---

1. Le mala est un chapelet indien. On en trouve dans les centres bouddhistes, ou bien sûr, par internet.

9

PRÂNÂYÂMAS
DE DYNAMISATION
ET DE PURIFICATION

Le prânâyâma est-il dangereux ?

Le prânâyâma est l'art d'utiliser le souffle pour en recevoir tous les bienfaits qui sont reliés à la force vitale, le Prâna. En ce sens, c'est une discipline pour perfectionner et accomplir l'être humain, pour le rééquilibrer et pour amplifier ses capacités. Ce n'est pas une discipline récente, qui suit les modes, comme nombre de méthodes de remise en forme de l'occident. C'est une discipline sérieuse, fort ancienne, et qui n'a cessé de se perfectionner.

Certes, le Yoga indien est sur le déclin, à l'instar de toute la civilisation, et la modernité a changé les esprits de la jeunesse indienne, qui aurait tendance à tourner le dos à sa tradition millénaire.

Le prânâyâma n'échappe pas à la règle et les maîtres de prânâyâma, yogis accomplis par leur art et leur science, sont devenus rares. Ils pratiquaient de cinq à dix heures par jour et atteignaient des performances et des états de conscience et d'énergie surhumains, dont le Kewala kumbhaka[1] est l'expression la plus connue. Cependant, ils nous ont laissé toutes les clés pour le pratiquer en toute sécurité, en particulier si l'on se préserve de l'ambition et si on reste attachés à la culture du bon sens.

Il est évident qu'on ne peut pas utiliser le prânâyâma comme méthode de libération spirituelle sans la direction et la présence d'un maître accompli. Il en est de même d'ailleurs concernant les méthodes traditionnelles du Hatha Yoga ou du Kundalinî Yoga, forts

---

1. Le Kewala kumbhaka est une rétention du souffle sur de très longues périodes associée à des états de méditation très avancés et sans aucun effort. Serait-ce le rêve de tous les apnéistes ?

similaires par ailleurs.

Mais si les élèves occidentaux se cantonnent aux objectifs de base – et les plus motivés dépassent rarement une heure de pratique, il leur suffira d'en apprendre les gestes techniques, qu'ils peuvent recevoir des quelques professeurs qui les ont eux-mêmes reçus de l'Inde. Une alimentation raisonnée, saine et peu toxémique, une vie sans excès, un stress raisonnable et un environnement calme, restent cependant nécessaires. De même, l'environnement électromagnétique doit impérativement être pris en compte et rééquilibré[1].

En fait, les difficultés principales qui peuvent survenir sont liés à la surdynamisation. La surdynamisation du citta et de la conscience génère un afflux de pensées et d'images et peuvent apporter émotivité, exaltation, excitation et passion dans le mental. Et cela peut conduire à la confusion, mais aussi à l'intolérance, l'exclusivisme et au fanatisme.

La surdynamisation du prâna et de la vitalité vont provoquer dans la vie une stimulation et une amplification de nos pulsions, de nos désirs, de nos tendances, de nos prédispositions mentales ou vitales dont la forme d'expression la plus commune est l'amplification émotionnelle.

Au niveau physique, si nous ne souffrons pas de désordres graves, la simple dynamisation va diminuer tous nos symptômes et donc avoir tendance à améliorer notre santé, mais la surdynamisation peut entraîner dans les premiers stades une fièvre ou divers symptômes intestinaux ou autres, généralement anodins si nous corrigeons les excès.

La solution est le ralentissement de notre pratique pendant un ou deux jours, mais de manière générale, nous devons inclure dans notre développement personnel la paix, l'équilibre et la stabilité et privilégier les techniques qui les génèrent.

À part ces considérations, on peut commencer le prânâyâma à tout âge, même avancé, mais on le déconseille avant la puberté à l'exception évidemment de tous les exercices respiratoires de base, qui sont bénéfiques à tous et à tous les âges.

---

1. Il existe différents systèmes et j'en ai moi-même créé un. Le plus performant est le Magrav de Keshe connecté à l'électricité de la maison. Cependant, avec l'avènement du compteur intelligent Linky et de la 5G, tout se complique.

> *Nous retiendrons simplement les règles d'or de toute pratique de Yoga, qui sont l'observation de soi, la progressivité, l'adaptation et la concentration permanente dans les sensations du corps.*

La dynamisation et la purification

(N° 24) – LA RESPIRATION TRIANGULAIRE EN KUMBHA-KA AU PLEXUS SOLAIRE ★★★

Ajustez votre position pour le prânâyâma et commencez la respiration triangulaire avec kumbhaka.

△ Inspir en 8 secondes, par exemple.

▼ Kumbhaka en 8 secondes : concentration sur le prâna au plexus solaire + 1/2 *Mûla bandha*.

▽ Expir en 8 secondes.

Pratiquez un minimum de 10 respirations puis prolongez ensuite la concentration sur le prâna dans le corps sans vous occuper de la respiration.

N° 28 – PRÂNA KUMBHAKA, RECHARGE PRÂNIQUE ★★★

△ Inspirez le prâna à Trikutî en 8 secondes, par exemple, et simultanément transportez-le au plexus solaire.

▼ Kumbhaka en 8 secondes : concentration sur le prâna au plexus solaire + 1/2 *Mûla bandha*.

▽ En expirant en 8 secondes, concentrez-vous et visualisez l'expansion du prâna à Trikutî si vous voulez vous revitaliser de manière générale. Ou bien envoyez le prâna sur une zone ou un organe déficient du corps.

Une fois la revitalisation terminée, prolongez la concentration sur le prâna et son bien-être.

N° 29 – KÂPÂLABHÂTI, LE SOUFFLET[1] ★★★

Cette respiration est incontournable dans le prânâyâma. Il s'agit d'une hyperventilation qui est réalisée uniquement par le ventre (respiration abdominale).

Elle est caractérisée par sa vitesse d'exécution, sa concentration ex-

---

1. *Kapâla :* tête, front ; *bhâti :* qui fait briller, rayonner. La respiration qui fait briller le crâne.

clusive sur l'expiration, associée à la contraction du ventre.

En position assise, le dos droit et la sangle relâchée, contractez brusquement les muscles abdominaux en expirant, puis relâchez le ventre aussitôt. Continuez ainsi avec des contractions successives progressivement plus rapides jusqu'à un rythme d'environ une contraction par seconde.

L'effort doit se placer uniquement sur l'expir dans la contraction, suivie aussitôt de la relaxation de la sangle abdominale, ce qui entraîne une inspiration naturelle et spontanée. Veillez donc à bien relâcher complètement la sangle abdominale après chaque expir si vous voulez faire durer l'exercice.

Au début, pratiquez *Kapâlabhâti* sur le rythme d'une respiration par seconde en insistant sur l'amplitude, donc sur la force de l'expir. Évitez cependant les excès et pensez à la relaxation des épaules et de la tête. Puis peu à peu, vous pourrez augmenter la vitesse pour arriver à une moyenne d'une à deux respirations par seconde.

Ouvrez bien la glotte : ne pratiquez pas *Kapâlabhâti* avec le son sourd d'*Ujjâyî*. Laissons cela aux pratiquants confirmés du prânâyâma supérieur.

Réalisez ainsi un harmonieux compromis entre l'amplitude et la vitesse, sans jamais sacrifier la relaxation physique et mentale. Concentrez-vous sur l'expir.

Commencez par une série de 20 à 30 respirations. Enchaînez avec une inspiration et une expiration complètes normales et restez à poumons vides (*shunyaka*) aussi longtemps que cela est agréable. Ne dépassez jamais le seuil de vos capacités du moment, ce qui se traduirait par un essoufflement et une tension mentale. Plus tard, vous pourrez remplacer la rétention à vide par la rétention à plein (kumbhaka) avec les deux bandhas. Nous verrons cela plus loin.

Vous pourrez ensuite pratiquer successivement jusqu'à trois séries.

Progressivement, par une pratique régulière, allez jusqu'à 50 à 100 respirations, toujours suivies d'une rétention à vide puis d'une relaxation / concentration.

Au niveau physiologique, *Shunyaka* rétablit le bon équilibre entre l'oxygène et le gaz carbonique ; au niveau énergétique et psychologique, il apporte relaxation et intériorisation.

La pratique doit vous apporter intériorisation et concentration. Vous devez sentir votre mental dynamisé et relaxé. Lorsque vous maîtriserez bien la pratique, concentrez-vous sur le calme mental dans la suspension à vide, *Shunyaka* et après la rétention.

N'hésitez pas à vous faire corriger par un professeur de yoga compétent.

Ce *prânâyâma* doit être pratiqué à jeun.

Kapâlabhâti stimule et purifie la partie (frontale) la plus évoluée du cerveau. Il apporte en quelques minutes le calme mental et une sensation de vide, de clarté et d'élargissement dans l'espace de la tête. Tout cela en fait un exercice remarquable pour le calme mental.

Contre-indications :

Cet exercice, ainsi que les deux variantes suivantes, sont contre-indiqués aux personnes souffrant de maladies pulmonaires ou cardiaques. *Kapâlabhâti* est cependant excellent pour l'asthme.

La pratique de *Kapâlabhâti* sera donc suivie d'une rétention à poumons vides. Cela est d'autant plus intéressant que l'hyperventilation permet de maintenir *shunyaka* longtemps, et donc d'en recevoir tous ses bienfaits, surtout au plan mental.

Au début, la rétention à vide, *shunyaka,* peut apporter une angoisse liée à la peur de l'étouffement. C'est bien sûr sans fondements et la rétention à vide, à notre connaissance, ne présente aucun danger si on ne l'accompagne pas de *Uddîyâna bandha.* Un apprentissage régulier conduit à des progrès rapides et la rétention peut durer une minute ou davantage. Il est donc très important dans la rétention, de relaxer le mental et la zone de la tête (front, yeux, mâchoires, langue, nuque, épaules), puis apprendre à demeurer immobile intérieurement et réceptif aux effets de la pratique.

Maintenant, si malgré tous vos efforts, la rétention à poumons vides continuait de vous apporter une angoisse et une grande difficulté dans son exécution, même pour de courtes durées, cela exprimerait des traumatismes passés ; ne vous obstinez plus et adoptez une rétention à poumons pleins en la maintenant de façon modérée.

Nous verrons plus loin que *Shunyaka* constitue un moment privilégié pour la concentration.

Dans les pratiques supérieures du prânâyâma, la rétention à vide est associée à *Mûla bandha* et à *Uddîyâna bandha*. Cela en amplifie considérablement la puissance. De même, on pourra adopter l'une ou l'autre des rétentions qui suivent le Soufflet et dans ce cas, nous utiliserons les bandhas. Nous en aborderons la pratique dans le chapitre 10 sur les mudrâs et bandhas.

N° 30 – LA RESPIRATION DES QUATRE VISAGES : BRAHMA OU CATURMUKHI PRÂNÂYÂMA[1]

Cette respiration est identique à *Kapâlabhâti*, en tournant la tête à gauche, puis à droite, puis en haut, puis en bas, un soufflet à chaque expir. Elle est pratiquée plus lentement et beaucoup moins longtemps que Kapâlabhâti. Une dizaine de cycles de quatre mouvements est suffisante, et la rétention à vide n'est pas nécessaire. Profitez ensuite de la paix et de la stabilité mentale, associé au calme respiratoire qui suit l'hyperventilation.

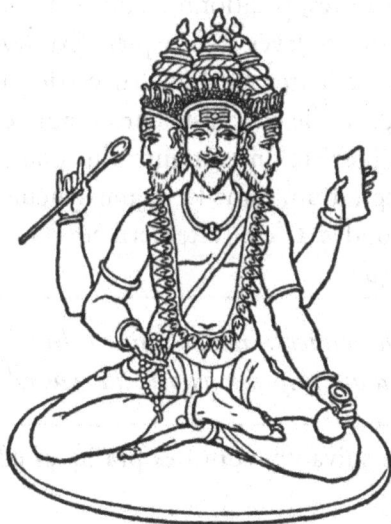

Brahma

N° 31 – KAPÂLABHÂTI CLAVICULAIRE

Cette respiration débloque la respiration claviculaire.

Ici, l'hyperventilation est réalisée, non plus par le ventre, mais par le haut des poumons. On mesure donc tout l'intérêt de cet exercice qui enlève les tensions mentales accumulées dans la partie supérieure du dos, de la poitrine et des épaules. Il en existe plusieurs variantes.

1. *Brahma* est une divinité hindoue à quatre têtes, et *caturmukhi* signifie ; à quatre visages.

En position assise, le dos droit, placez les mains sur les cuisses, levez les épaules en tendant les bras (inspiration passive) et laissez-les tomber brusquement en accompagnant ce mouvement par une expiration volontaire. Synchronisez la pratique du Soufflet avec ce mouvement des épaules.

Pratiquez sans interruption de vingt à trente respirations, puis suspendez le souffle, à vide, sans forcer, en vous concentrant sur la relaxation mentale.

Cette respiration constitue une excellente préparation pour les prânâyâmas avec la rétention du souffle à poumons pleins.

VARIANTE : AVEC LES COUDES

Cette respiration amplifie la respiration thoracique.

On peut aussi exécuter l'expiration brusque par un mouvement des bras avec les poings serrés, positionnés au niveau de la poitrine, sans la toucher, et les coudes levés (à l'inspir). Expirez en abaissant les coudes rapidement. Exécutez ainsi une succession rapide de mouvements vers le haut et vers le bas en synchronisant l'expir avec le mouvement vers le bas. Il existe une variante plus poussée où l'on égalise l'inspiration et l'expiration, dans la même synchronisation avec les mouvements des coudes. C'est cette dernière qui amplifie le plus la respiration thoracique.

> *Tous les exercices de soufflet, Kapalabhati, au-delà de 30 respirations, doivent être suivis d'une suspension de souffle et de relaxation mentale.*

Les deux variantes suivantes sont des pratiques efficaces de rééquilibrage.

N° 32 – KAPÂLABHÂTI ALTERNÉ 1

Positionnez l'index et le majeur de la main droite sur le front et bouchez les narines avec les autres doigts. L'annulaire et l'auriculaire pour la narine gauche et le pouce pour la narine droite. Si vous utilisez la main gauche, les doigts seront inversés.

△ Inspir par les deux narines.

▽ Expir avec une narine, en alternance G. ou D.

Continuez de cette manière.

Effectuez une cinquantaine de respirations. Cette variante est plus facile que la suivante.

VARIANTE – KÂPÂLABHÂTI ALTERNÉ 2

Bouchez les narines avec les doigts, de la même manière.

△ Inspir par la narine gauche.

▽ Expir avec la narine droite.

△ Inspir par la narine droite.

▽ Expir par la narine gauche, et ainsi de suite.

N° 33 – KÂPÂLABHÂTI ET LE CRÂNE

La tête droite, en équilibre, le regard à 1,50 m devant soi, pratiquez le Soufflet, Kâpâlabhâti, tout en vous concentrant au sommet du crâne.

N° 34 – KÂPÂLABHÂTI, MENTON LEVÉ

La tête renversée en arrière, le menton levé au maximum, sans comprimer la nuque, pratiquez le Soufflet, tout en vous concentrant au sommet du crâne.

Commencez prudemment par une dizaine d'expirations et observez-vous. Ouvrez bien la glotte. Attention aux vertiges! N'insistez pas si vous avez des difficultés. Totalement contre-indiqué aux personnes souffrant de problèmes cardiaques.

N° 35 – KÂPÂLABHÂTI, MENTON BAISSÉ

Fermez les yeux, baissez la tête jusqu'à toucher la gorge avec le menton dans le Jâlandhara bandha, concentrez-vous sur la nuque, puis commencez la pratique de Kapâlabhâti.

Pratiquez une ou plusieurs séries de 30 respirations, suivies de concentration passive. Développez votre sensibilité pour ressentir les modifications psychiques et prâniques qui ne manqueront pas de se produire.

Tout comme les précédents, ce prânâyâma purifie certaines zones prâniques du corps; les canaux énergétiques sont débouchés et le prâna circule mieux.

N° 36 – BHASTRIKÂ PRÂNÂYÂMA (abdomen) ★★★

Voici une autre respiration du Soufflet, qui peut être abordée après l'apprentissage de Kapâlabhâti.

Bhastrikâ, littéralement le soufflet de forge, est plus puissant que Kapâlabhâti. Nous ne décrirons ici que la forme douce, pratiquée uniquement avec l'abdomen. Les formes plus poussées, appelées Mahâbhastrikâ, sont pratiquées en respiration complète. Nous les déconseillons sans une longue pratique des Kapâlabhâti et sans la supervision d'un professeur compétent.

Le dos droit, cambrez légèrement le dos. Ajoutez y éventuellement *Mûla bandha* pendant toute la durée de l'exercice. (le *Mûla bandha*[1] peut d'ailleurs survenir souvent spontanément)

La respiration se fera uniquement par le ventre.

△ En inspirant, gonflez le ventre.

▽ En expirant, contractez-le.

Égalisez la durée de l'inspir et de l'expir et accélérez progressivement la respiration tout en vous concentrant sur l'uniformité du souffle. C'est ce qui le distingue du Kapâlabhâti dans lequel la concentration se portait exclusivement sur l'expir.

Adoptez un rythme d'environ une respiration par seconde, un peu plus lentement que Kapâlabhâti. Ne dépassez pas cinquante respirations au début.

Après les Bhastrikâ, la rétention de souffle est traditionnellement un kumbhaka avec impérativement *Mûla bandha et Jâlandhara bandha*. Nous verrons plus loin le kumbhaka avec ces bandhas, dans le chapitre 12. En attendant, vous pouvez pratiquer des kumbhakas modérés avec *Mûla bandha*.

Ne manquez pas les concentrations après le kumbhaka. Elles sont nos récompenses.

---

1. Prononcer Moula bandha. Le geste consiste à resserrer les sphincters de l'anus, comme si on voulait refermer (sceller) le passage.

10

RESPIRATION ET
MUDRÂS-BANDHAS

Les mudrâs et les bandhas

Les *mudrâs*[1] sont des gestes ou des positions des mains, des yeux, de différentes parties du corps ou de l'ensemble du corps, qui modifient l'énergie interne et l'état de conscience. Elles sont abondantes dans la danse orientale et largement utilisées en Yoga.

Les *bandhas* sont des contractions musculaires, souvent associées à des positions du corps, dont l'objectif est aussi la manipulation de l'énergie interne (*prâna*) et la substance de la conscience (*citta*). Le *bandha* combine souvent une position particulière, une contraction musculaire qui peut être accompagnée d'une contraction énergétique, une rétention de souffle et une concentration.

On associe souvent les *mudrâs* et les *bandhas* car ils sont souvent combinés ensemble dans une même pratique.

Mudrâs et bandhas de concentration et d'intériorisation

N° 37 – MUNI MUDRÂ, LE MUDRÂ DE LA SÉRÉNITÉ 2 ★★★

Muni mudrâ consiste à soulever lentement les sourcils vers le haut et vers les tempes sans crisper le front. En particulier, cette mudrâ relaxe la zone à la base du front, entre les sourcils. On peut la combiner avec *Bhoochari mudrâ*[3], les yeux ouverts, mais elle est habituellement pratiquée avec les yeux fermés.

Muni mudrâ apporte instantanément une sensation d'élargissement, de dilatation, d'aération et de luminosité. Une impression de déga-

---

1. Mudrâ : prononcer « moudra », de genre féminin.
2. *Muni* (prononcer *mouni*) signifie : l'Éveillé, le Sage.
3. Bhoochari mudrâ : voir plus loin.

gement émerge du mental, une ouverture de tout l'espace du front, comme si notre regard s'élargissait vers le haut. Avec de la pratique, une joie douce et une béatitude envahissent l'espace intérieur de la tête.

Cette mudrâ est souvent utilisée dans la méditation.

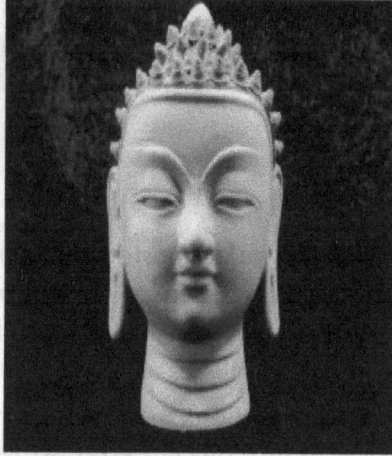

Muni mudrâ

N° 38 – JNÂNA MUDRÂ, LE MUDRÂ DE LA CONNAISSANCE
★★★

La jonction du pouce et de l'index symbolise la jonction de l'individu et de l'univers ou du Divin individuel et du Divin cosmique. Il existe plusieurs variantes, avec différents noms. La main peut être orientée vers le haut ou vers le bas et le pouce peut également se placer sur l'ongle de l'index.

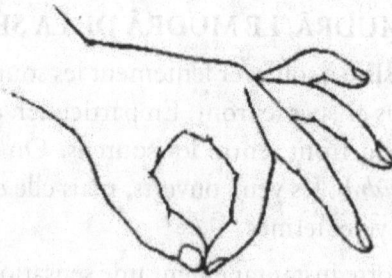

Jnâna mudrâ

Cette mudrâ renforce le pouvoir des poses de méditation en réorientant le prâna vers le haut du corps.

N° 39 – BHOOCHARI MUDRÂ, LA MUDRÂ DU VIDE VA-RIANTE 1 : le point vide ★★★

À travers les yeux, nous agissons sur le mental. Placez la main horizontalement, la paume vers le bas, les doigts réunis contre le visage, entre le nez et la lèvre supérieure, et concentrez le regard sur le petit doigt pendant quelques instants. Puis, enlevez la main et continuez de regarder ce même endroit dans l'espace devant vous en vous concentrant sur le vide.

VARIANTE 2 : l'espace vide

Tendez le bras devant vous, fermez la main et levez le pouce. Puis concentrez-vous quelques instants sur l'ongle du pouce et enlevez la main. Maintenez ensuite votre esprit sur la perception de ce point dans le vide devant vous et élargissez ensuite votre perception visuelle à tout l'espace devant vous, le plus grand possible, sans accrocher le regard à aucun objet.

Maintenez votre esprit fermement sur l'espace vide, sur la sensation et la représentation du vide. En aucun cas, ne laissez votre conscience visuelle entrer dans le *tamas*[1]. En effet, il y a une grande différence entre ces exercices conscients et rester avec le regard dans le vague. Dans les deux cas, le mental se détend, mais le regard dans le vague conduit l'esprit dans un état d'inconscience et d'inertie, tandis que *Bhoochari mudrâ* intensifie la vigilance. *Bhoochari mudrâ* est d'ailleurs un support de méditation.

N° 40 – KHECARÎ MUDRÂ ★★★

Khecarî mudrâ est une mudrâ avancée du Hatha Yoga où la langue est retournée contre le palais et progressivement allongée pour pouvoir être insérée dans la cavité nasale, déclenchant l'apparition de la transe et de capacités supranormales.

Mais il existe une forme plus simple où l'on retourne simplement le bout de la langue en contact avec la partie molle du palais (appelée aussi « faux palais »), qui renforce les effets du prânâyâma Ujjâyî.

Ujjâyî a tendance à assécher la gorge, alors que Khecarî stimule la production de salive. C'est donc une raison supplémentaire pour les associer.

---

1. Le *tamas* est l'une des trois qualités psychologiques essentielles de la nature ; il est synonyme de torpeur, inertie, inconscience.

La Khecarî mudrâ dans sa forme simple est assurément une mudrâ de méditation puisqu'elle stimule la Sushumnâ nâdî.

N° 41 – INTRODUCTION À SHÂMBAVÎ, BHOOCHARI ET NASIKÂGRA MUDRÂS

Dans Nasikâgra et Shâmbavî, la personne fait converger le regard en un point, en louchant (strabisme volontaire) soit sur le milieu du front (Shâmbavî), soit sur le bout du nez (Nasikâgra)[1]. Nasikâgra *mudrâ* est également utilisé comme support dans certaines méditations du yoga. Le bout du nez est aussi un centre énergétique. Pendant la concentration sur le point, appliquez-vous à équilibrer la vision à gauche et à droite.

Ici, nous allons alterner successivement (1) *Shâmbavî mudrâ,* le regard orienté vers le milieu du front, (2) *Bhoochari mudrâ,* le regard dans le vide, sans utiliser les mains, (3) *Nasikâgra mudrâ,* le regard sur le nez et (4) la relaxation des yeux, immobiles. Cela forme un cycle.

Restez environ 10 secondes sur chaque *mudrâ,* avec les yeux ouverts, et terminez par la relaxation des yeux, ouverts ou fermés, que vous prolongerez à votre guise tant que votre mental reste calme et concentré.

Effectuez ainsi plusieurs cycles, puis concentrez-vous quelques instants.

N° 42 – PRÉPARATION À SHÂMBAVÎ MUDRÂ

Si vous avez des difficultés dans l'apprentissage de *Shâmbavî mudrâ,* vous pouvez aussi commencer par l'exercice suivant :

△ Inspirez lentement et adoptez *Shâmbavî mudrâ,* les yeux ouverts, en louchant vers le milieu du front.

▽ Expirez lentement et relaxez les yeux (yeux fermés).

---

1. Nasikâgra : littéralement : le bout du nez.

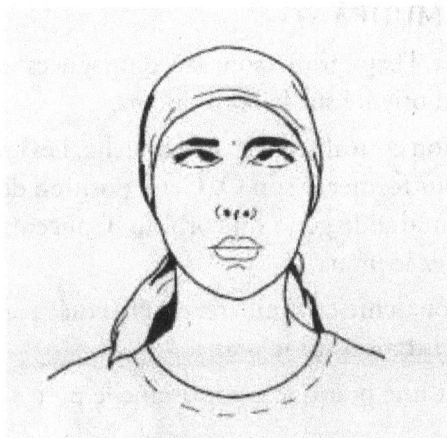

Shâmbavî mudrâ

N° 43 – SAMATÂ PRÂNÂYÂMA ET NASIKÂGRA MUDRÂ ★★★

Nasikâgra mudrâ

△ Inspiration lente, uniforme, avec le regard et la concentration sur le bout du nez.

▽ Expir avec la même concentration.

Pratiquez pendant une douzaine de respirations.

Respirez longuement et régulièrement et soyez réceptif(ve) à la vibration. Cet exercice fait émerger la vibration du prâna.

Prolongez ensuite la concentration sur Mûlâdhâra ou sur le cœur sans vous occuper de la respiration.

Si la concentration faiblit, reprenez tout l'exercice.

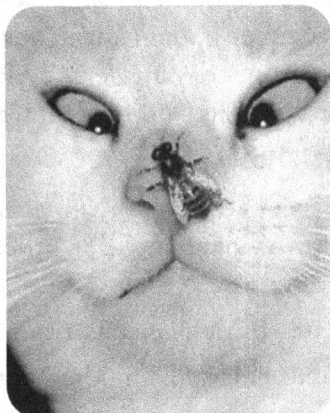

Nasikâgra mudrâ version chat

N° 44 – KAKI MUDRÂ ★★★

L'inspiration et l'expiration sont accompagnées de la Nasikâgra mudrâ, le regard orienté sur le bout du nez.

△ L'inspiration est réalisée ici par la bouche. Les lèvres se resserrent en cercle pour former le son O. Cette position de la bouche s'appelle Kaki mudrâ, le geste du corbeau. Concentrez-vous comme si vous buviez le prâna.

▽ L'expiration, lente et régulière, est effectuée par le nez. Maintenez la concentration sur le prâna.

Kaki mudrâ est une pratique exceptionnelle pour ressentir le prâna et s'y connecter.

Les deux mudrâs suivantes sont des pratiques en relation avec la méditation.

N° 45 – ÛRDHVA MUKHA PRÂNÂYÂMA ★★★

1. En respiration carrée, Samavrittî prânâyâma, par exemple, 6:6:6:6.
2. △ Inspirez en levant le menton au maximum et en prenant la *Shâmbavî mudrâ + Mûla bandha*.

   ▲ Retenez le souffle pendant 6 secondes en conservant *Shâmbavî* et *Mûla bandha*.
3. ▽ Expirez en 6 secondes, tout en ramenant la tête et en détendant les yeux, mais conservez *Mûla bandha*.
4. ▼ Enlevez Mûla bandha et relaxez vous dans la rétention à vide pendant 6 secondes.
5. Pratiquez trois respirations. Ensuite, fermez et détendez les yeux et le corps. Avec l'entraînement, vous pourrez augmenter le rythme et enchaîner davantage de cycles.
6. Ce prânâyâma amène une profonde intériorisation.

N° 46 – ÂKÂSHI MUDRÂ ★★★

△ Inspirez en Ujjâyî, avec *Khecarî et Shâmbavî mudrâs* tout en étirant le cou et en inclinant la tête en arrière sans excès. Laissez la glotte semi-ouverte.

Respirez dans cette position en conservant les mudrâs.

Puis ramenez la tête, enlevez les mudrâs, fermez les yeux et restez intériorisé.

Pratiquez plusieurs respirations selon vos capacités, puis relaxez-vous et éveillez votre réceptivité.

Procédez prudemment. En cas de vertiges, contractez fortement
le *Mûla bandha*. Si vous ne pouvez pas éviter le vertige, abandonnez cette pratique.

Mudrâs et bandhas de dynamisation

N° 47 – LA PRATIQUE DE MÛLA BANDHA ★★★

Mûla bandha, la contraction de la base (*Mûla*), consiste à contracter,
dans un mouvement ascendant, l'anus et le périnée[1]. On peut en accentuer l'efficacité en contractant également les muscles abdominaux
sous le nombril et en plaçant un petit coussin sous les fesses pour
créer une pression an niveau du périnée. Dans le yoga, l'anus et le périnée sont deux centres énergétiques distincts. Selon l'orientation de
la pratique, la concentration peut être sur le périnée ou sur un autre
centre énergétique[2].

L'efficacité de ce bandha est d'autant plus grande que la contraction
est forte[3].

Mûla bandha est une pratique de structuration, de rassemblement,
de renforcement, de rassemblement et d'élévation à un niveau vibratoire supérieur du *prâna* et du psychisme.

Son rôle est donc de contrôler et d'accroître l'énergie interne. Ce
bandha est indispensable dans la rétention de souffle à poumons
pleins (*kumbhaka*), il amplifie l'efficacité du prânâyâma et accroît nos
capacités de défenses énergétiques et psychiques. Il s'agit donc d'une
excellente pratique anti-émotionnelle, liée à la force, la stabilité et à
la confiance intérieures. *Mûla bandha* est inséparable des pratiques
de yoga énergétique dans lesquelles il s'installe d'ailleurs très souvent
spontanément.

N° 48 – LA PRATIQUE D'ASHWINÎ MUDRÂ ★★★

Écoutons ce qu'en dit la Gueranda Samhita, l'un des textes classiques du Hatha Yoga :

1. Dans la version supérieure de la pratique, on remplace la concentration sur
le périnée par la concentration sur le chakra de la base, Mûlâdhâra.
2. Au-dessus du périnée, dans le physique subtil, se situe le Kanda, lieu de
rencontre de toutes les nâdîs.
3. Il existe un deuxième sphincter plus intérieur. Il faut arriver à sentir la
contraction dans la colonne monter jusqu'au niveau du diaphragme.

Contractez et dilatez le passage de l'anus encore et encore. Cela s'appelle Ashwinî mudrâ. Cela facilite l'éveil de la Shakti (Kundalinî). Cette Ashwinî est une grande mudrâ ; elle élimine toutes les maladies liées au rectum. Elle apporte force et vigueur et empêche une mort prématurée. — Guerand Samhitâ[1]

Ashwinî mudrâ, la mudrâ de la jument, consiste à contracter et relaxer, en alternance, les sphincters de l'anus.

Nous décrirons deux méthodes : la première réalise la contraction et la relaxation sur plusieurs secondes et la synchronise avec la respiration ; la seconde effectue la contraction très rapidement, environ sur le rythme de deux secondes par contraction / relaxation. Notons que certaines écoles remplacent la relaxation par la dilatation, avec une poussée vers l'extérieur. Dans tous les cas, la contraction doit être maximale et la relaxation aussi.

Première méthode (préliminaire)

Installez-vous confortablement en position assise. Vous pouvez placer une petite épaisseur sous le périnée, cela vous facilitera l'exercice.

△ Inspirez en 2 ou 3 secondes tout en contractant l'anus au maximum. La contraction simultanée des fesses est tolérée au début.

▽ Expirez en 2 ou 3 secondes et relaxez les muscles de l'anus en synchronisant avec l'expir.

Cela constitue un cycle. Pratiquez de 20 à 50 cycles progressivement.

Deuxième méthode

Vous pouvez synchroniser ou pas les contractions / relaxations du rectum avec la respiration.

Contractez brusquement et complètement les sphincters de l'anus, puis immédiatement relaxez complètement l'anus. Veillez à la relaxation totale après chaque contraction, si vous voulez la réussir en durée. Pour cela, comme dans la première méthode, appuyez-vous sur le rythme. Réalisez la contraction-relaxation sur une seconde, mais effectuée en deux temps (un-deux, un-deux, un-deux, un-deux...).

Pratiquez de 20 à 50 contractions / relaxations progressivement.

Pratique supérieure

Si vous voulez accentuer l'expérience, vous pouvez expérimenter l'ascension de cette conscience-force fondamentale, à l'origine de

---

1. La *Guerand Samhitâ* est une écriture traditionnelle du Hatha Yoga.

toute notre évolution, sans pour cela déclencher l'éveil fulgurant de la Kundalinî.

Quand vous serez à l'aise dans cette pratique, augmentez chaque jour de 10 contractions / relaxations jusqu'à aboutir à 108. Pendant les contractions, concentrez-vous sur l'équilibrage gauche/droite du corps énergétique.

Ensuite, fermez les yeux et intériorisez-vous pour ressentir le mouvement du prâna dans le bassin. Avec le perfectionnement, vous deviendrez capable d'une contraction beaucoup plus forte et vous sentirez monter progressivement le prâna dans Sushumnâ.

Cela constitue un cycle.

Pratiquez progressivement 3 cycles de 108 et prolongez vos concentrations qui suivent l'exercice. Vous pourrez ainsi faire l'expérience sensorielle physique en peu de temps de l'énergie interne.

En accroissant ainsi votre propre conscience-force, vous augmenterez l'énergie dans tout votre système corps/esprit et vous découvrirez la force de l'évolution individuelle, la partie dynamique de la Force spirituelle, qui élimine toutes les dépressions, toutes les lassitudes, et propulse l'individu dans le flux de sa destinée.

Toutefois, la nature humaine étant si complexe, n'insistez pas et abandonnez la pratique si vous expérimentez rapidement, au cours de votre apprentissage, des symptômes physiques désagréables, des impressions et émotions négatives fortes ou des expériences psychiques inhabituelles. Vous pourrez la remplacer avantageusement par la pratique des postures de Yoga et la respiration alternée, Nâdî Shodana, avec des rétentions modérées.

Remarquons que le Yoga indien spirituel[1] est traditionnellement réservé aux individus sains de corps et d'esprit, et que beaucoup de maîtres indiens considéraient, non sans raison, que nous, occidentaux, nous souffrons souvent de problèmes psychiques. Aujourd'hui, avec la généralisation de la société de consommation, tous les humains ont des problèmes psychiques. Cela est démontré aujourd'hui de façon éclatante avec l'intronisation de tant de présidents et chefs d'État – supposés appartenir à l'élite de l'humanité, et qui sont pour-

---

1. Notons la distinction que font les Indiens entre le Yoga spirituel et culturel (ou hygiénique). Le Yoga culturel ou hygiénique s'est répandu en Occident et depuis peu en Inde, avec la généralisation du Yoga à l'école ou les compétitions de postures (âsanas).

tant individuellement égotistes, extrémistes, extravagants, dépravés, instables, névrosés et tyranniques. Qu'elles sont lointaines les époques des civilisations anciennes indiennes où les rois étaient des sages et des yogis, garants de l'équilibre et de l'ordre du monde[1] !

Remarquons aussi que la croissance de la conscience-force au cœur de la vie est un des développements du Yoga de Sri Aurobindo.

N° 49 – LA PRATIQUE DE VAJROLÎ MUDRÂ ET L'ACTIVATION DE LA NÂDÎ AROHAN ★★★

La localisation du chakra est triple : centrale, frontale et postérieure (dorsale).

La partie centrale alimente toute l'existence profonde, occulte et fondamentale du chakra ; l'existence frontale concerne le rayonnement du chakra dans le psychisme et les fonctionnements extérieurs, quotidiens. Quant à la partie postérieure du chakra, localisée dans les zones du dos et de l'arrière du corps, elle est reliée à notre passé, à notre subconscient.

Nous avons vu Ashwinî mudrâ et Mûla bandha. Ils activent la nâdî la plus importante, Sushumnâ, au niveau de la colonne vertébrale, qui alimente la partie centrale des chakras.

Mais il existe une autre manière d'alimenter les chakras – et ce à travers leur partie frontale. Le chakra dans Sushumnâ est similaire au centre d'un vortex, et ce vortex se déploie devant dans la surface frontale du corps. Et tous les chakras, dans leur existence frontale, sont reliés à une nâdî, complémentaire donc de Sushumnâ. Dans ce contexte, Swami Satyananda Saraswati appelle la nâdî centrale (Sushumnâ) : « Awarohan » et la nâdî frontale : « Arohan ». Elles semblent correspondre aux vaisseaux Gouverneur et Conception des chinois.

Autant Sushumnâ est activé par Mûla bandha et Ashwinî mudrâ, autant Vajrolî mudrâ active la nâdi « Arohan ».

De ce fait la pratique de Vajrolî mudrâ joue un rôle complémentaire, particulièrement important quand on se soucie de notre vie extérieure quotidienne.

La pratique

C'est une pratique miroir à celle d'Ashwinî mudrâ, mais qui concerne l'avant du corps.

---

1. On peut en avoir encore une petite idée dans certains peuples racines.

Contractez brusquement et complètement les muscles en bas de l'abdomen, responsables de votre envie d'uriner, ou plutôt de sa rétention, donc au niveau génital.

Contractez intensément ce muscle (comme si vous cherchiez à arrêter brusquement le jet d'urine). Puis immédiatement, relaxez-le complètement. Veillez à bien relaxer après chaque contraction. Pour cela, comme dans la première méthode, appuyez-vous sur le rythme. Réalisez la contraction-relaxation sur deux secondes et effectuée en deux temps (un-deux, un-deux, un-deux, un-deux...).

Pour bien isoler les muscles et les différencier de ceux utilisés pour Mûla bandha et Ashwinî mudrâ, la position du bassin est différente dans les deux cas.

Pour Mûla et Ashwinî, mettez un coussin sous le périnée et amenez le bassin vers l'avant pour isoler la zone du rectum, mais pour Vajrolî mudrâ, au contraire, cambrez le dos au maximum et concentrez-vous sur la zone frontale inférieure de l'abdomen en équilibrant bien la partie gauche et la partie droite.

Pratiquez de 20 à 50 contractions/relaxations progressivement. Vous pouvez synchroniser ou pas les contractions/relaxations avec la respiration.

Comme nous l'avons vu, Vajrolî augmente le prâna dans la nâdî frontale. C'est donc une pratique excellente contre les problèmes de prostate et probablement aussi pour régulariser les symptômes gynécologiques. C'est aussi une excellente pratique de santé.

N° 50 – UDDÎYÂNA BANDHA ★★★

Le mot « Uddîyâna » signifie mouvement vers le haut.

Uddîyâna bandha consiste à expirer à fond, fermer la glotte – donc à poumons vides, relâcher le ventre et à faire le mouvement d'expansion de la cage thoracique, comme si on voulait inspirer. Cela enclenche une dépression, un vide dans la cage thoracique, ce qui aspire le diaphragme et les organes vers le haut et ainsi rentre le ventre. Pour le réussir, il faut bien relaxer la sangle abdominale.

On l'apprend généralement en position debout, les jambes à demi fléchies, les mains posées sur les cuisses, les coudes vers l'extérieur. Cela amplifie le mouvement.

Mais on peut aussi le pratiquer en position allongée sur le dos.

L'exercice est plus facile, mais moins intense.

Uddîyâna bandha se pratique à jeun, et vous le réussirez d'autant plus que les intestins seront vidés. Ce bandha est contre-indiqué pour les personnes qui souffrent de problèmes cardiaques, d'hypertension, d'ulcères gastriques et, bien sûr pour les femmes enceintes. Il est excellent pour stimuler toutes les fonctions digestives et accroître la vitalité générale. Uddîyâna bandha et toutes les variantes décrites ici sont idéales pour préparer à la pratique du prânâyâma avec les rétentions.

Il est plus difficile à réaliser en position assise. Les genoux doivent être en contact avec le sol. Dans ce cas, la meilleure position est Padmâsana, le Lotus.

En position debout, comme nous l'avons indiqué, effectuez une respiration complète profonde.

Expirez à fond, restez poumons vides en fermant la glotte, relaxez la sangle abdominale et agrandissez la cage thoracique. Maintenez le ventre rentré à l'intérieur au maximum en appuyant sur les mains aussi longtemps que cela vous est confortable. Vous sentirez une dépression au niveau de la gorge, c'est le signe que la pratique est bien exécutée. Une fois la technique maîtrisée, concentrez-vous avec les yeux fermés sur le prâna dans la zone du ventre pendant la pratique.

Puis relâchez le ventre et relevez la tête avant de réinspirer et de vous relaxer. Profitez de ce moment de relaxation pour vous concentrer sur la perception du prâna dans le corps.

Pratiquez de 3 à 10 fois.

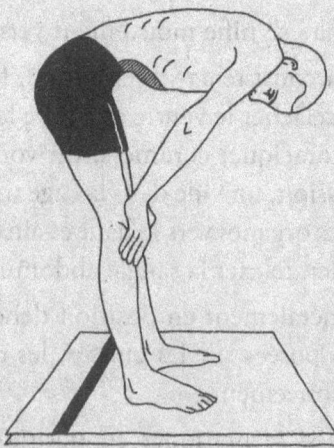

Uddîyâna bandha

(Sur ce dessin, les jambes sont tendues. Il est possible de les fléchir à moitié pour une plus grande stabilité.)

N° 51 – UDDÎYÂNA BANDHA EN CASCADE

Debout, expirez à fond, fermez la glotte et restez à poumons vides pendant toute la durée de la pratique. Prenez la position de Uddîyâna bandha, et exécutez une succession rapide de **rétractions** (*Uddîyâna*) et de **relaxations** du ventre (à poumons vides), puis poussez le ventre vers l'avant, inspirez doucement et revenez en position normale debout. Reprenez votre souffle et détendez-vous quelques instants avant de recommencer, éventuellement, quelques séries.

Dans cette variante, l'effort est placé sur chaque mouvement d'aspiration / rétractation du ventre. (la relaxation qui suit chaque rétraction étant passive).

La concentration est la même, sur le prâna.

N° 52 – AGNISÂRA DHAUTI ★★★

Cette pratique – comme d'ailleurs toutes les variantes du bandha Uddîyâna, augmente le feu digestif et apporte beaucoup de vitalité.

Effectuez une succession rapide, en alternance, de **rétractions** (*Uddîyâna)* et **d'expansions** du ventre (en gonflant la sangle abdominale). C'est ce qui le distingue de l'exercice précédent.

Égalisez la durée de l'aspiration vers l'intérieur et de l'expansion vers l'extérieur. Cet exercice est suivi d'une concentration sur le prâna.

N° 53 – UDDÎYÂNA BANDHA + JÂLANDHARA BANDHA ★★★

En position debout ou en position assise, effectuez le Uddîyâna bandha avec le Jâlandhara bandha, en comprimant le cou avec le menton.

N° 54 – UDDÎYÂNA BANDHA + MÛLA BANDHA ★★★

En position debout ou allongée si vous ne maîtrisez pas le bandha en position assise, exécutez Uddîyâna bandha auquel vous ajouterez Mûla bandha, en contractant l'anus.

Pour revenir, relâchez, dans l'ordre : Mûla bandha, puis le ventre, puis la glotte avant de réinspirer.

N° 55 – UDDÎYÂNA B. + ASHWINÎ MUDRÂ ★★★

Voici une variante plus puissante que l'exercice précédent. Prenez la position du Uddîyâna bandha en rétractant le ventre et pendant toute la durée de la rétention à vide, à la place du Mûla bandha, effectuez une série de contractions/relaxations de l'anus en Ashwinî mudrâ,

N° 56 – PRÂNÂYÂMA TRIANGULAIRE (SHUNYAKA) + ½ UDDÎYÂNA BANDHA.

Commencez la respiration triangulaire à poumons vides, en égalisant les trois temps.

Puis ajoutez un demi Uddîyâna, sans forcer, avec un léger retrait du ventre dans la rétention à vide.

Par la suite, vous pourrez doubler le temps de Shunyaka. Cela vous permettra de tenir plus longtemps le bandha.

Quand vous serez bien habitué, vous pourrez ajouter *Mûla bandha* et la concentration sur le chakra de la base, Mûlâdhâra.

▼ Avec shunyaka, rythme (1:1:2) par exemple + ½ *Uddîyâna bandha* + *Mûla bandha* + centrage Mûlâdhâra.

N° 57 – DE UDDÎYÂNA BANDHA À NAULI CENTRAL.

Nauli est un exercice supérieur qui demande de bons abdominaux et la maîtrise d'Uddiyâna bandha.

Le plus facile est de l'apprendre en position allongée sur le dos, avec les jambes légèrement fléchies, les pieds au sol.

Dans la position allongée, tête au sol, expirez à fond, exécutez le retrait du ventre en Uddîyâna bandha, restez à poumons vides, la glotte fermée, et relevez un peu la tête et le haut du dos en veillant à conserver le bandha. Cela enclenchera une contraction des muscles abdominaux, appelés grands droits, ce qui produira une excroissance de ces muscles au milieu du ventre. Prolongez cette contraction tout en maintenant le retrait du ventre le plus longtemps possible. Puis relaxez-vous quelques instants avant de recommencer à plusieurs reprises.

Lorsque vous le maîtriserez, pratiquez-le en position debout, puis en position assise. Ajoutez-y la Mûla bandha.

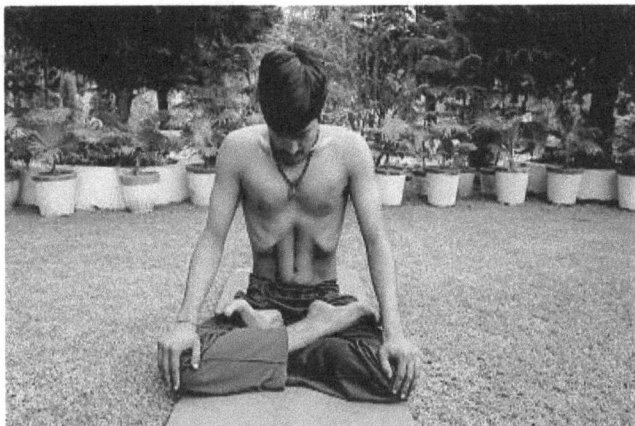

Nauli central

N° 58 – TRIBANDHA + SHUNYAKA ★★★

Le Tribandha intègre les trois bandhas : Uddîyâna, Jâlandhara et Mûla. C'est un exercice classique, mais puissant. Il se pratique généralement en position assise, mais peut aussi se pratiquer debout.

△ Inspirez profondément.

▽ Expirez profondément.

▲ Prenez le Jâlandhara bandha, en fléchissant la tête et restez à poumons vides.

Ajoutez dans la foulée Uddîyâna bandha et enfin Mûla bandha. Conservez les trois bandhas pendant toute la durée de la rétention à vide.

Quand vous voudrez revenir, procédez dans l'ordre inverse : enlevez le Mûla bandha, puis le Uddîyâna, puis relevez la tête avant d'inspirer.

Détendez-vous bien avant de recommencer 2 ou 3 fois.

Quand vous y serez bien habitué, vous pourrez ajouter la concentration pendant la tenue des trois bandhas, soit sur Âjnâ chakra, soit sur Mûlâdhâra.

Les pratiquants avancés dans les âsanas peuvent le pratiquer en demi-Pince. Il existe plusieurs variantes.

Ceci est une pratique supérieure du Hatha Yoga. Elle influence positivement et fortement le système endocrinien, stimule le système digestif, renforce le système nerveux, stabilise le prâna et le psychisme et accroît la vitalité et la conscience-force, Shakti. Associée avec la concentration sur les chakras pendant et après la pratique, elle a la puissance d'une véritable méditation.

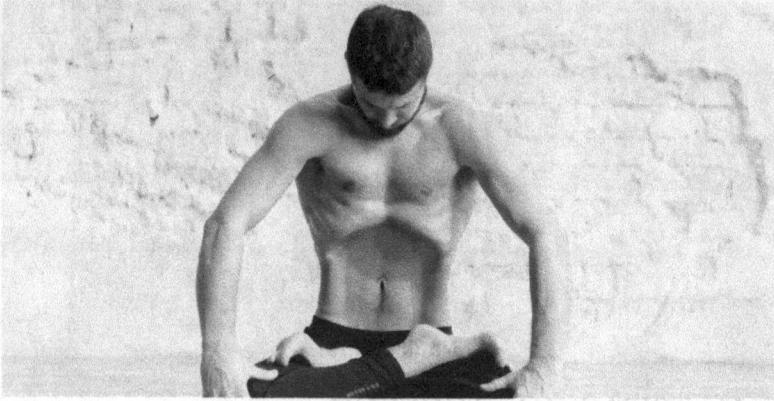

Tribandha

N° 59 – TRIBANDHA + NAULI CENTRAL ★★★

La pratique est identique à l'exercice précédent. On ajoute Nauli à Uddîyâna.

> *La pratique de tous ces bandhas liés au chakra du ventre, Manipura, est importante pour développer la perception et la manipulation du prâna. Cela s'effectue par la concentration sur le prâna pendant et après la pratique.*

N° 60 – SÛRYA PRÂNÂYÂMA MUDRÂ

Cette mudrâ se pratique sur 9 jours au lever du soleil.

Assis, les mains jointes, en *Namaskâra mudrâ,* pratiquez **Sâvitrî prânâyâma**, de plus en plus lent, en ajoutant des unités chaque jour. Commencez à **8 – 4 – 8 – 4** jusque **24 – 12 – 24 – 12**.

   △ Inspir : lever les mains, toujours jointes, ouvrez les mains et orientez les paumes vers le soleil en gardant joints les pouces et les index pour réaliser une ouverture par laquelle vous regarderez le soleil.

   ▲ Kumbhaka : réceptivité au prâna du soleil.

   ▽ Expir : ramener les mains en Namaskâr mudrâ sur la poitrine.

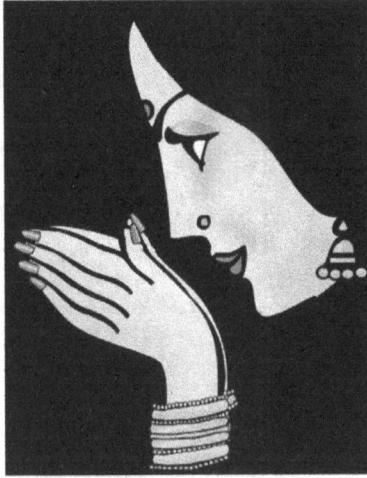

Namaskâr mudrâ

N° 61 – PRÂNA MUDRÂ

En position assise de méditation, les mains sur les cuisses, expirez et retenez le souffle quelques secondes avec *Mûla bandha* et la concentration à Mûlâdhâra.

△ En inspirant, montez les mains, à l'avant, les paumes orientées vers le corps, tout proche de l'abdomen vers la tête en vous concentrant simultanément sur le prâna qui monte dans Sushumnâ[1], de Mûlâdhâra vers Sahasrâra.

▲ En kumbhaka, les mains s'élèvent et se déploient au-dessus de la tête avec une double concentration : à Sahasrâra et sur le Prâna universel, ou bien sur l'envoi de vibrations de paix à tous les êtres.

▽ En expirant, les mains reviennent vers les cuisses et le prâna redescend vers Mûlâdhâra.

1. Rappelons que Sushumnâ est le canal central subtil (nâdî) au niveau de la colonne vertébrale.

Le prânâyâma, chemin
de méditation

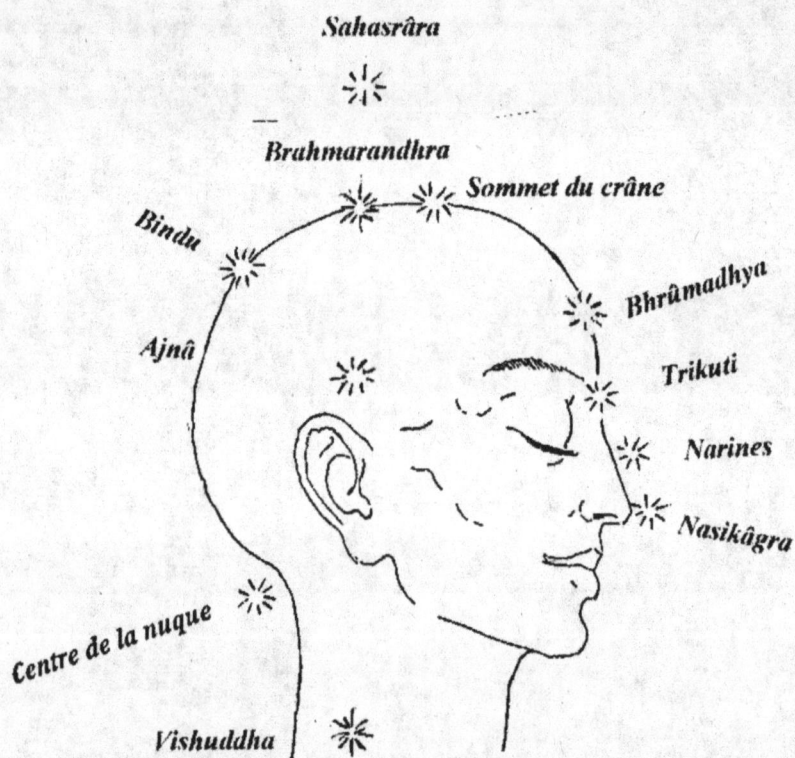

Les centres énergétiques de la tête

11

INTRODUCTION
À LA SUBTILITÉ

La synergie du souffle et de la concentration

En combinant certaines concentrations avec la respiration, nous pouvons amplifier les bienfaits de l'une et de l'autre, et nous pouvons orienter différemment les exercices pour leur conférer de nouvelles propriétés.

D'autre part, la pratique régulière du prânâyâma n'implique pas nécessairement la manipulation et l'utilisation du prâna. Pour manipuler le prâna, il faut en avoir la perception. La respiration subtile nous y conduit.

La subtilité vibratoire du prâna

N° 62 – LA RESPIRATION DU PARFUM ★★★

Concentrez votre attention et votre sensibilité dans les narines en inspirant de la même façon que vous respirez le parfum d'une fleur. Les sensations, délicates, se localisent alors au sommet des narines vers la zone olfactive. À ce moment-là, vous pouvez observer que le souffle se ralentit et qu'une vibration subtile apparaît, que l'on peut reproduire à l'expir avec la même concentration. Si l'on ferme les yeux, une luminosité peut même apparaître à la base du front, à *Trikutî* et un état de relaxation s'introduit dans le mental.

Cet exercice est important. Il ouvre la porte à toute la subtilité dans le souffle, et de ce fait, en constitue une base nécessaire.

N° 63 – LES SENSATIONS DANS LES NARINES ★★★

Dans cet exercice, l'attention se portera toute entière sur les sensations causées par le passage du souffle dans les narines : sensations de chaleur à l'expiration, sensations qui se déplacent vers le sommet du nez, vers le front, à l'inspir et qui descendent à l'expir. Puis la concentration se portera successivement sur les trois zones à l'intérieur des narines : les parties inférieure, médiane et supérieure, en accordant une dizaine de respirations pour chaque zone, et en se concentrant sur tout le pourtour interne des narines.

Enfin, terminez l'exercice en accompagnant le déplacement des sensations qui montent et descendent le long des parois internes, en synchronisant ce mouvement avec la respiration. Portez autant d'attention à chaque narine. La partie inférieure est en relation avec le corps ; la partie médiane, avec l'être vital et émotionnel ; la partie supérieure avec le mental. Nous savons qu'il existe des terminaisons nerveuses dans le nez qui sont reliées aux différents organes du corps. C'est pourquoi on peut considérer que cet exercice est complet et que son influence s'exerce sur l'ensemble de l'être humain.

N° 64 – L'EXPANSION DES NARINES

Après avoir pratiqué l'exercice précédent, en vous concentrant sur le passage du souffle dans les narines, de bas en haut à l'inspir, et de haut en bas à l'expir, entre la base des narines et Trikutî, vous pourrez continuer avec cette variante supérieure qui demande une grande subtilité dans la recherche des sensations.

Imaginez qu'à l'endroit précis où le souffle passe le passage se dilate et s'élargit.

Il est plus facile de réussir cet exercice en se concentrant davantage sur les narines subtiles, dans notre double éthérique[1], plutôt que sur les narines physiques. Si vous le réussissez, la détente peut aller jusqu'à la douceur, la béatitude et la sensation de lumière intérieure.

N° 65 – SAMATÂ PRÂNÂYÂMA ★★★

Samatâ[2] prânâyâma est une respiration subtile dans laquelle l'inspiration et l'expiration sont égalisées en durée et le souffle est rendu régulier et uniforme, comme l'écoulement d'un filet d'huile ou le mouvement d'un grand fleuve tranquille. Mais ce qui le rend si efficace est la lenteur avec lequel il est exécuté. Ce faisant, la VIBRATION du prâna émerge et plonge le mental et le corps dans une

---

1. Le Yoga, comme toutes les traditions anciennes associe au monde physique une couche subtile, délocalisée, inaccessible à nos sens grossiers. Les termes *prânique, éthérique,* ou *physique subtil* sont synonymes.
2. Samatâ : égalité d'âme, équilibre.

douce et harmonieuse béatitude. La caractéristique de ce prânâyâma est la présence de la vibration prânique.

L'entraînement que nous avons suivi dans l'allongement de l'inspiration et de l'expiration nous prépare ici pour la découverte de la subtilité de la vibration du prâna et à l'équanimité, si nécessaire pour la méditation.

N° 66 – SAMATÂ PRÂNÂYÂMA ET LA SUSPENSION DU SOUFFLE

En relaxation profonde, fixez votre attention sur votre respiration tout en égalisant la durée de l'inspir et de l'expir. Progressivement, votre souffle va se ralentir. À ce moment-là, entrez dans la subtilité du souffle en l'allongeant au maximum, puis prenez conscience de sa suspension entre l'inspir et l'expir (kumbhaka) et entre l'expir et l'inspir (shunyaka). C'est le moment le plus important de cet exercice, ne le manquez pas.

(N° 43) – NASIKÂGRA MUDRÂ + SAMATÂ PRÂNÂYÂMA ★★★

Pratiquez le Samatâ prânâyâma avec parallèlement la concentration sur le bout du nez. Concentrez-vous sur la perception de la vibration du prâna.

N° 67 – AUM ET LA RESPIRATION ★★★

Cet exercice est réalisé en trois étapes, qui se complètent et se renforcent. Ne cédez pas à la tentation de n'exécuter que le dernier.

Placez votre attention dans les narines et égalisez l'inspir et l'expir jusqu'à obtenir un souffle naturellement long et régulier. À ce moment-là, incorporez y le son AUM. Chantez-le intérieurement plusieurs fois à l'inspir et plusieurs fois à l'expir. Le son de la nasale finale doit être aussi long que les voyelles.

Ensuite, faites vibrer le *prânava* [1] une fois pendant toute la durée de l'inspiration et une fois pendant l'expiration.

Dans la troisième étape, le son du mantra s'étend sur toute la durée d'une respiration, avec les voyelles à l'inspir et le son nasal à l'expir. Plus AUM est chanté lentement et plus son effet est puissant. Chaque étape doit durer suffisamment longtemps pour permettre une fusion entre le souffle et le son.

---

1. Le *prânava* désigne le mantra AUM.

Pour les Orientaux, ce son représente le son de la Conscience universelle ou de la vibration fondamentale de l'univers. Mais il n'est pas besoin de croire aux philosophies orientales pour pouvoir en bénéficier, et sa pratique ne va pas non plus faire de vous un hindouiste ou un bouddhiste. N'hésitez donc pas à le chanter et à découvrir sa beauté, son pouvoir de relaxation, d'expansion et d'intériorisation. Ce son est unique, il appartient à l'humanité dans son ensemble et n'est pas interchangeable avec un autre son d'une autre langue. Il représente ce qui unit l'homme à sa nature profonde, ce qui unit les hommes entre eux, et ce qui unit l'homme et toute la création. Il est le son de l'unité.

N° 68 – SAMATÂ PRÂNÂYÂMA ET AUM ★★★

Placez votre attention dans les narines et égalisez l'inspir et l'expir jusqu'à obtenir un souffle naturellement long et régulier. À ce moment-là, incorporez y le son AUM. Faites vibrer le *prânava* une fois pendant toute la durée de l'inspiration et une fois pendant l'expiration. Le son de la nasale finale doit être aussi long que les voyelles.

Plus AUM est chanté lentement et plus son effet est profond et puissant. Si la perception de la vibration dans le Samatâ prânâyâma est difficile, l'apport de l'AUM le rend accessible à tous.

N° 69 – KRIYÂ : RELAXATION GLOBALE AVEC AUM ★★★

△ Inspirez et faites monter le souffle subtil jusqu'au point *Trikutî*.

▲ Suspendez le souffle quelques secondes à Trikutî.

▽ Expirez lentement en poussant le prâna de Trikutî vers Bhrûmadhya, au milieu du front et entrez à l'intérieur de la boîte crânienne pour y relaxer tout le cerveau. Effectuez une dizaine de respirations.

Ensuite, poursuivez avec l'exercice complet :

△▲ Procédez de la même façon pour l'inspiration et la rétention, jusqu'à Trikuti.

▽ À l'expir, tout en y associant mentalement le son AUM, propagez la vibration de relaxation de Trikutî vers Bhrûmadhya, puis au cerveau, puis au cervelet et finalement à toute la moelle épinière.

Procédez par étapes si cela s'avère nécessaire. Effectuez une dizaine de respirations.

Cet exercice s'appelle un *kriyâ* [1]

N° 70 – SHEETALI ET SÎTKÂRI, PRÂNÂYÂMAS D'ÉTÉ ★★★

Les prânâyâmas d'été sont efficaces pour rafraîchir le corps, mais surtout, ce sont des pompes à prâna. Elles le sont d'autant plus que le souffle est lent. Il existe plusieurs autres variantes.

La caractéristique des prânâyâmas d'été est l'inspiration par la bouche et l'expiration par le nez.

Variante 1 : Sîtkâri prânâyâma

△ Dans Sîtkâri, le pratiquant émet le son SSS. Pour cela, les lèvres sont écartées comme dans le sourire, et l'inspir se fait à travers les dents serrées, avec la langue contre les dents.

Variante 2 : Sheetali prânâyâma

Dans Sheetali, la langue sort, les lèvres en resserrent les bords extérieurs, comme pour former le son O, ce qui enroule la langue sur elle-même et forme un tube à travers lequel s'effectue l'inspiration.

▽ L'expiration s'effectue par le nez.

Inspirez le prâna par la bouche et maintenez la concentration sur le prâna à l'expir.

Vous en amplifierez les effets en vous concentrant sur le prâna dans la courte rétention à poumons pleins.

N° 71 – LA RESPIRATION DE L'ABEILLE, BHRÂMARÎ, LA FORME MODÉRÉE ★★★

Dans ce prânâyâma, on émet à l'expir le son nasal MMM, la bouche fermée et les oreilles bouchées par les doigts.

Adoptez une position assise correcte, en équilibre, le dos droit. Fer-

---

1. kriyâ Yoga cf. chapitre 17.
Un *kriyâ* (racine **kr** *action, mouvement)* possède plusieurs significations :
- Une pratique de purification hygiènique du Hatha-yoga (par exemple *Netî kriyâ*, la douche nasale)
- Un mouvement psychologique, énergétique ou physique qui est engendré spontanément par la Force spirituelle dans certains types de méditation dans le Kundalinî Yoga.
- Un mouvement du prâna, que l'on effectue dans le corps énergétique. Il est souvent inséparable du souffle ; il peut être associé à un son, à un mantra, à une position du corps, à un mudrâ-bandha. Il constitue la base de la pratique du *kriyâ yoga*. C'est de cela que nous parlons ici.

mez les yeux et la bouche, inspirez profondément, bouchez-vous les oreilles et prononcez le son nasal à voix haute en expirant le plus lentement et régulièrement possible. Puis suspendez le souffle quelques secondes à poumons vides.

Pendant l'expir et dans *shunyaka,* concentrez-vous sur les sons intérieurs ou le souvenir du son AUM. Cela constitue un cycle.

Recherchez la résonance maximale en ouvrant plus ou moins les mâchoires, qui doivent être desserrées, et en exerçant une pression plus ou moins forte dans l'oreille. Vous devez arriver à une très grande résonance dans laquelle vous pourrez distinguer, avec un peu de pratique, plusieurs sons, dont au moins un son grave, et un son aigu. Nous avons là une création d'*harmoniques.*

Pratiquez un minimum de cinq à dix cycles, progressivement ; vous pouvez respirer normalement entre deux cycles si vous êtes un peu essoufflé, mais restez à l'écoute, en maintenant les oreilles bouchées. À la fin du chant, continuez d'écouter les sons intérieurs qui apparaissent souvent à ce moment-là.

Ce prânâyâma très agréable est particulièrement efficace pour enlever les tensions mentales, dissoudre les émotions négatives, éliminer les blocages énergétiques et pour induire l'intériorisation. Au niveau physique, il peut réduire certains types d'hypertension artérielle et améliorer la voix. C'est une pratique du Yoga des sons, le Nâda yoga.

Concentrez-vous sur les sons avec une grande subtilité et parallèlement sur l'état intérieur de relaxation et de bien-être, qui peut aller jusqu'à la béatitude intérieure quand l'entraînement est avancé.

Nous allons aborder maintenant une forme plus avancée de ce prânâyâma dans laquelle on émet un son également à l'inspiration.

N° 72 – LA RESPIRATION DE L'ABEILLE COMPLÈTE : LE SON À L'INSPIR ET À L'EXPIR ★★★

On dit que les sons à l'inspir et à l'expir, qui sont différents, correspondent à l'abeille femelle et à l'abeille mâle. Quoi qu'il en soit, le son à l'inspir est, lui, très aigu. On peut l'apprendre en chantant à voix haute **pendant l'inspir** un son situé entre le Hiiiii et le Huuu. Pratiquez de la même manière en vous efforçant de tenir un son régulier et uniforme.

Quand vous l'aurez maîtrisé, pratiquez Bhrâmarî prânâyâma avec le son grave, nasal, à l'expir et le son aigu à l'inspir.

Au bout d'un moment, qui vous semblera suffisant, arrêtez le prânâyâma et restez à l'écoute du son intérieur.

VARIANTE – L'ABEILLE + CONCENTRATION ★★★

Faites monter le son aigu de l'inspir dans les parties supérieures de la tête ou au-dessus et amenez le son plus grave de l'expir dans le bassin, ou plus précisément dans le chakra de la base, Mûlâdhâra, si vous le situez. Nous le verrons plus loin.

La subtilité vibratoire de la conscience

N° 73 – LE FILTRE PSYCHIQUE

On parle beaucoup de nos jours de la pollution et de la qualité de l'air. Le yoga y ajoute une atmosphère psychique, constituée de toutes les émanations mentales, émotionnelles ou autres, des personnes qui y vivent. Cette atmosphère psychique n'est évidemment pas la même dans une forêt ou dans une ville où des millions de petites vibrations d'égoïsme, de convoitise, de peur ou d'agitation se mélangent, formant ainsi une aura qui est caractéristique des villes.

La pratique du yoga nous enseigne également que la pensée est une force réalisatrice, constructive ou destructrice, et l'utilise dans de nombreuses techniques.

△ Inspirez la lumière blanche, la lumière spirituelle, génératrice de purification psychique.

▽ Expirez en visualisant la couleur noire en rejetant à l'extérieur de vous toutes les pensées négatives et tous les mouvements obscurs de la conscience. Vous pouvez aussi rejeter à l'expir un défaut particulier dont vous désirez vous détacher.

N° 74 – LA RESPIRATION COLORÉE

Commencez à porter votre attention sur la respiration, en allongeant progressivement le souffle. Lorsque votre respiration sera calme et ample, associez-y la couleur. Inspirez les sept couleurs dans le même ordre : une respiration pour chacune des couleurs, rouge, orange et jaune ; puis trois respirations pour le vert ; puis cinq respirations pour le bleu, l'indigo et le violet.

Vous pouvez amener cette couleur dans la tête si vous recherchez une énergétisation mentale, ou dans les poumons, dans l'ensemble du corps, ou plus particulièrement dans un organe faible ou malade.

Poursuivez votre pratique jusqu'à une impression concrète de force, de confiance en soi ou de guérison.

Inspirez longuement l'énergie et l'atmosphère de la couleur.

VARIANTE – LE PRÂNÂYÂMA ARC EN CIEL, prânâyâma triangulaire en kumbhaka

Dans ce prânâyâma triangulaire avec kumbhaka, visualisez tour à tour les 7 couleurs de l'arc-en-ciel (une ou plusieurs respirations par couleur) et terminez par l'arc-en-ciel entier.

△ Inspirez la couleur.

▲ Concentrez-vous sur la couleur.

▽ Répartissez l'énergie colorée dans le corps tout entier.

N° 75 – LA COURBE PARFAITE ★★★

Cette respiration comprend trois étapes, chacune étant aussi importante que les autres. C'est ici, en ce moment, par l'intermédiaire de votre souffle, dans le Samatâ prânâyâma, que vous pouvez vivre le présent. Ne recherchez pas dans cet exercice une quelconque utilité ou un but. Il est là pour vous guider, vous emporter, vous transporter dans l'instant présent.

La première phase consiste à ralentir votre respiration et à stabiliser votre attention dans l'inspir et l'expir.

Dans la deuxième phase, vous fixerez votre attention sur la perception subtile des suspensions de souffle après l'inspir et après l'expir. Notez bien que ce sont des suspensions et non des rétentions. La respiration doit rester naturelle, bien que lente et uniforme.

Enfin, dans la troisième phase, les suspensions prendront la forme d'une courbe entre les deux mouvements du souffle. Entrez dans le mystère de ce passage d'un état à un autre, de ce changement entre deux états antagonistes et complémentaires que symbolise cette courbe.

Terminez par une courte méditation sur le silence.

N° 76 – LE MOUVEMENT DANS L'IMMOBILITÉ ★★★

Cette respiration demande une grande disponibilité et subtilité.

Commencez par égaliser l'inspir et l'expir et par régulariser la circulation du souffle avec un son et un débit uniformes (Samatâ prânâyâma).

Lorsque vous serez intériorisé, à la fin de l'inspir, pendant la suspension du souffle, continuez l'inspir en imagination, et à la fin de l'expir, pendant la suspension à vide, prolongez l'expir de la même façon.

N° 77 – L'INSPIR DANS L'EXPIR ET L'EXPIR DANS L'INSPIR
★★★

Par le Samatâ prânâyâma, introduisez la subtilité dans votre pensée.

Ensuite, rassemblez votre conscience pour réaliser une double concentration dans laquelle vous imaginerez que vous expirez pendant l'inspir, et vous imaginerez que vous inspirez pendant l'expir.

12
PRÂNÂYÂMA,
LA RÉTENTION DU SOUFFLE

Le prâna masculin et le prâna féminin

Le prâna est l'énergie de vie. Le principe de vie s'accomplit par l'énergie, le pouvoir et la jouissance. Le pouvoir est actif, masculin ; la jouissance est passive, féminine. Dans la relation à la méditation, il est utile de distinguer deux formes du prâna, que nous appellerons : le prâna masculin et le prâna féminin.

Le prâna masculin

Le prâna masculin est en relation avec le Kumbhaka, la rétention du souffle à poumons pleins. Il vibre avec la force et l'énergie. Il est lié à la nâdî Pingalâ, le côté droit du corps et à Sushumnâ, le canal central. Il est lié à la stabilité du citta et du psychisme, l'équilibre, la vigilance, l'égalité d'âme, la force intérieure et le pouvoir, la vitalité, l'énergie, l'expansion, la confiance en soi, la concentration, le dynamisme, la motivation, l'entreprise, l'autorité, la prise en charge et la réalisation des objectifs. Il crée un être humain individualisé, mature, responsable et autonome. C'est une ressource considérable pour la vie extérieure, autant pour la vie intellectuelle et vitale que pour l'action. Il accroît la conscience-force. Cependant, cela peut le conduire au renforcement de l'ego et doit donc être sous le contrôle de l'être intérieur, l'Être Psychique, l'Âme. On voit ici que le développement du prâna féminin est fortement recommandé pour équilibrer la personnalité.

Dans la méditation, si le disciple est bien guidé, le prâna masculin conduit à l'éveil de la Kundalinî et à la méditation du Raja Yoga dans une concentration de plus en plus profonde et unifiée. Là aussi, la culture du prâna féminin est une nécessité.

Sur le plan technique, outre le kumbhaka, les pratiques qui développent le prâna masculin sont, entre autres, les postures de force et de flexion arrière, Uddîyâna bandha et toutes ses variantes, Nauli, Ashwinî mudrâ et Mûla bandha.

Le prâna féminin

Le prâna féminin est lié à la rétention à vide, le shunyaka. C'est la vibration uniforme, ininterrompue, subtile, paisible et équilibrante, qui amène l'harmonie et la béatitude et nous emmène profondément à l'intérieur, vers le cœur profond et l'unité de tous les êtres. Il vibre avec le pranava AUM. C'est la poésie et la musique qui transporte l'harmonie.

Il conduit à la paix, l'équilibre, l'intériorisation, élève la qualité vibratoire. Le prâna féminin apporte la sensibilité et la réceptivité dans la sphère sensorielle et émotionnelle, conduit à la stabilité du citta dans la douceur, la paix et l'harmonie. Il nous attire dans la béatitude et la plénitude intérieures et nous éloigne du mouvement incessant de la nature et de la vie extérieures. Il est lié à la nâdî Ida, le côté gauche du corps et à Sushumnâ, le canal central.

Les pratiques qui le développent sont les postures d'équilibre et de polarisation, de flexion et d'étirement avant, la posture du Lotus et les poses renversées. C'est le shunyaka sans Uddîyâna bandha. Ce sont les respirations subtiles et les Dualités Dynamiques du chapitre 17. Ce sont la plupart des kriyâs, comme ceux qui sont décrits plus loin. C'est la combinaison du prâna et de la vibration qui n'est pas produite par le contact entre deux objets. On appelle ce son en Inde *Anâhata* et il est naturel dans l'espace du cœur profond.

Cette vibration dissout l'agressivité ; elle ouvre, élargit, dilate, étend, accueille, comprend, fait fondre les résistances, apporte la réceptivité, relie toutes choses. Elle entraîne le dévouement et la dévotion.

Dans la méditation, le prâna féminin conduit à l'ouverture du cœur, à la pacification des émotions négatives, l'amplification de la sensibilité, l'élévation et la subtilité de la conscience, et à l'intériorisation de plus en plus tranquille, uniforme, vers l'identification profonde.

Le prâna féminin éveille toutes les formes de jouissance, du plaisir sensoriel à la joie, et de la joie à la béatitude. C'est une grande force de guérison et c'est naturellement une très grande ressource.

La méditation par le prâna

Nous avons vu les cinq centres utilisés pour la méditation : *Sahas-râra*, le Lotus aux mille pétales, au-dessus de la tête, *Âjnâ*, dans la tête, *Anâhata*, le chakra du Cœur, *Mûlâdhâra*, le chakra de la base, et *Sushumnâ*, le canal central subtil.

Cependant, comme nous le décrivons tout au long de cet ouvrage, il est possible de parvenir à la méditation par le prâna. En particulier au travers des respirations subtiles et des kriyâs. Cela ouvre et stimule le chakra Manipûra au plexus solaire et nous relie au prâna universel.

Après une certaine pratique, la concentration sur ce chakra, comme d'ailleurs les cinq centres évoqués précédemment nous renvoient souvent au Cœur profond et à la présence de l'Être Psychique[1].

Les Upanishads considèrent le Prâna comme l'énergie rayonnante de la Force spirituelle universelle. Il est dit[2] :

> *Il découvrit que le prâna est Brahman.*

La discipline classique du prânâyâma, la méthode

Le prânâyâma en Inde, dans sa forme traditionnelle, intègre le **kumbhaka**[3], la rétention du souffle à poumons pleins.

La méthode comprend la maîtrise de la respiration abdominale, puis de la respiration complète.

Ensuite, si l'on envisage d'entreprendre la discipline de transformation de soi par le prânâyâma, incluant nécessairement l'usage des rétentions de souffle, il faudra pratiquer pendant plusieurs mois les respirations de purification, que sont les soufflets et les respirations de rééquilibrage, en particulier gauche / droite.

Sur le plan technique, la maîtrise des bandhas *Jâlandhara* et *Mûla* sont indispensables dans les rétentions du souffle, en particulier Kumbhaka, au-delà d'une dizaine de secondes. La rétention à vide, sans le *Uddîyâna bandha*, ne présente pas les mêmes difficultés. Il faut aussi assurer l'apprentissage de tous les gestes qui permettent de pra-

1. Cette expérience survient évidemment à la condition d'intégrer le Divin individuel dans notre représentation et notre objectif spirituels.
2. Taittirîya Upanishad.
3. Dans les textes anciens, le mot kumbhaka est synonyme de prânâyâma.

tiquer et de perfectionner le prânâyâma sans aucune tension mentale, sans aucun stress sur les systèmes nerveux et respiratoire et sans aucun déséquilibre énergétique.

Nous saurons si nous sommes sur la bonne voie quand le prânâyâma nous apportera les sensations caractéristiques du calme mental, de la stabilité émotionnelle, de l'équilibre énergétique, de la légèreté du corps et de l'amélioration de la santé ainsi qu'une multitude de sensations de bien être, mais aussi de ravissement et de félicité, en particulier dans la représentation du prâna féminin avec les kriyâs et les Dualités Dynamiques (chapitre 17).

Notre objectif légitime, si nous entreprenons cette discipline sérieusement, sera d'acquérir avec la pratique une stabilité vibratoire, un équilibre et une force intérieurs exceptionnels ainsi qu'une abondante vitalité qui peuvent servir de base à une vie accomplie malgré les embûches de notre époque de folie et qui nous aideront à accéder aux profondeurs de la méditation.

La préparation au kumbhaka

N° 78 – NETÎ KRIYÂ, la douche nasale ★★★

Netî kriyâ, la douche nasale, fait partie des kriyâs de purification du Yoga. Elle est indispensable pour la pratique du prânâyâma.

Elle consiste à introduire l'embouchure du pot (appelé *lota*) dans une narine et à laisser couler l'eau – légèrement tiède et salée – qui va ressortir par l'autre narine. La moitié du pot pour la narine gauche et l'autre moitié pour la narine droite.

Pour éviter que l'eau ne pénètre dans la gorge, il faut se pencher suffisamment vers l'avant et tourner la tête. Respirez par la bouche ouverte et détendez le visage.

Ensuite, traditionnellement, on souffle fortement par les narines pour expulser le reste de l'eau. Mais vous pouvez aussi simplement utiliser un mouchoir.

La lota s'achète sur le net. Sinon, certaines théières peuvent convenir.

Utilisez impérativement de l'eau de source ou minérale. Évitez l'eau du robinet. N'utilisez pas une solution trop saline. La bonne proportion est celle du sérum physiologique et ne donne aucune sensation désagréable. Si vous prenez de l'eau pure, sans sel, vous agresserez les sinus. Essayez au début avec une petite cuiller de sel, peu remplie. Utilisez du sel fin complet et naturel.

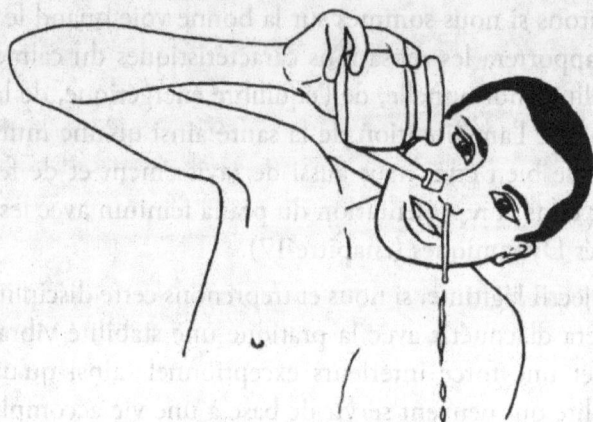

Jala netî, la douche nasale

Une variante complémentaire du nettoyage du nez, appelée *Sutra netî*, s'effectue en insérant une sonde en caoutchouc souple à l'intérieur de la narine et de la bouche. C'est parfois indispensable pour libérer le passage dans les narines. Votre professeur de Yoga pourra vous initier.

Tout cela a un effet très positif sur la santé des sinus.

N° 79 – LE CONTRÔLE DE LA GLOTTE DANS LA RÉTENTION DU SOUFFLE

La rétention du souffle à poumons pleins, quand elle n'est pas maîtrisée, peut entraîner des vertiges, ou même des évanouissements. Les plongeurs qui pratiquent l'apnée les craignent tout particulièrement, car le plongeur inconscient peut respirer de l'eau et se noyer.

La pratique du prânâyâma avec des rétentions de souffle – mais aussi la pratique des postures de Yoga en kumbhaka[1] – habitue le pratiquant à en pressentir son apparition et à s'en prémunir ou à l'arrêter si elle survient.

Pour arrêter instantanément le malaise, il faut acquérir le réflexe d'expirer brusquement par la bouche, comme dans l'exercice N° 19. Mais même alors, l'élève doit reconnaître qu'il a été trop loin, et

1. Il existe une méthode de pratique des âsanas, popularisée en Occident par Sri Mahesh, où l'on associe des suspensions à plein ou à vide.

même s'il a pu échapper aux conséquences néfastes, il devra en tirer la leçon pour les pratiques ultérieures.

Cependant, cela aurait pu être évité s'il avait cultivé le contrôle de la glotte. Car quand on ferme la glotte en rétention poumons pleins, on accentue la pression sur le système respiratoire. Et cela ne doit être pratiqué qu'après un entraînement suffisant dans le prânâyâma. Au contraire, si en rétention de souffle on laisse grand ouvert le passage de la gorge en relaxant la glotte, le malaise ne peut pas survenir. Si on excède ses capacités respiratoires, le réflexe de l'expiration survient inévitablement dans un état de conscience éveillé et lucide et n'enclenche pas de malaise vagal. C'est pourquoi il faut s'entraîner à maîtriser la glotte. La deuxième erreur probable de l'élève a été de prendre une inspiration forcée, en inspirant à bloc, comme on dit. Même avec la pratique de kumbhaka(s) longs, on ne force jamais l'inspir car cela amène là aussi une surpression pulmonaire, totalement inutile. Ce n'est pas parce qu'on a un centimètre cube en plus d'air qu'on ira plus loin dans la rétention. La relaxation systématique en fin d'inspir des épaules, de la nuque, des mâchoires et des yeux renforcera cette habitude.

Le premier exercice consiste à prendre conscience du réflexe de la déglutition, car le fait d'avaler sa salive ferme le passage du larynx en contractant (resserrant) la glotte.

La seconde étape consiste à apprendre à fermer volontairement la glotte.

Prenez une inspiration modérée, sans forcer, avec la tête droite, en équilibre, fermez la glotte quelques secondes et expirez doucement après avoir débloqué la glotte. Pour la débloquer, il faut réinspirer un petit peu. Entraînez-vous ainsi jusqu'à bien maîtriser la technique.

Ensuite, effectuez le même exercice en inspirant à fond, sans excès, comme nous l'avons expliqué. Cela constitue un entraînement indispensable dans l'apprentissage du prânâyâma.

La pratique de la respiration Ujjâyî constitue également un excellent entraînement pour la maîtrise de la glotte, car on apprend à la fermer à différents degrés. Dans le kumbhaka, la glotte est fermée, mais sans pression.

N° 80 – JÂLANDHARA BANDHA ★★★

Jâlandhara bandha consiste à étirer la nuque, puis à fléchir la tête vers l'avant, jusqu'à mettre le menton en contact avec le creux de la gorge. Si vous maîtrisez la posture de la Chandelle, Sarvângâsana, vous maîtriserez facilement l'aspect technique de Jâlandhara bandha.

Ce bandha permet, pendant le Kumbhaka, de contenir le prâna dans la poitrine et de s'assurer qu'il ne monte pas dans la tête, ce qui déclencherait instantanément le vertige.

Le vertige est toujours une indication d'une faute technique avec une conséquence préjudiciable.

Il existe une autre méthode dans laquelle les mains sont posées sur les cuisses et les bras sont tendus, avec les épaules levées. Elle permet une pression plus grande du menton contre la gorge. Elle est utile dans le Tribandha (N° 58).

L'exécution de Jâlandhara bandha dans les rétentions à poumons pleins ou vides équilibre la pression sanguine et les battements du cœur, stimule la thyroïde et calme le mental. Une excellente pratique contre le stress, l'anxiété et la colère.

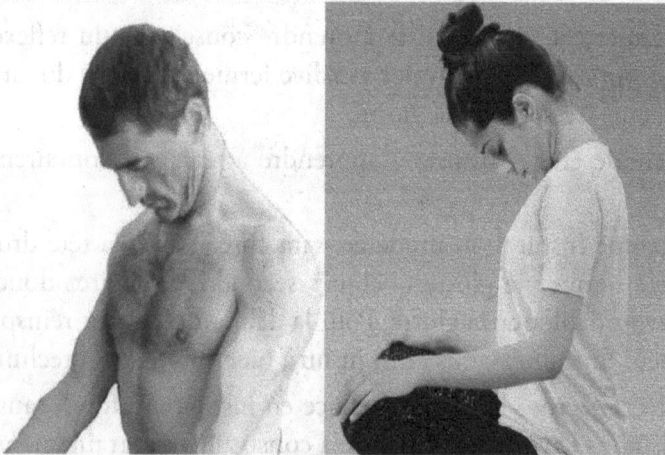

**La position juste pour la rétention du souffle
avec le Jâlandhara bandha**

Dans la rétention du souffle, surtout à poumons pleins (kumbhaka), le Jâlandhara bandha est associé avec le Mûla bandha. Leur fonction est de contenir le prâna à l'intérieur du corps et de l'empêcher de s'échapper par le haut et par le bas. Ce faisant, elles amplifient les pressions internes et l'efficacité du prânâyâma.

Nous pratiquerons le Jâlandhara bandha dans les kumbhakas avec la méthode simple. Après vous être préparé pour la pratique, le dos droit, les épaules relaxées et la poitrine bien ouverte, inspirez profondément en respiration complète, avec les épaules relâchées, étirez la nuque et exécutez le Jâlandhara bandha en bloquant également le prâna par une fermeture psychique. Par votre volonté et votre imagination, scellez le passage du haut et du bas. Contenez le prâna fortement avec votre mental, mais maintenez constante la détente du visage, des yeux et du mental. Lorsque vous décidez d'expirer, relevez la tête, inspirez un peu d'air pour débloquer la glotte, puis expirez lentement.

Ne respirez pas pendant la tenue du Jâlandhara bandha.

Ce bandha est contre-indiqué aux personnes souffrant d'hypertension artérielle et de problèmes cardiaques. Il peut cependant être bénéfique en cas de problèmes thyroïdiens. Pour équilibrer la pression sanguine, le désordre doit être léger et il faut le pratiquer sans le kumbhaka.

L'entraînement dans vos disciplines yogiques doit se dérouler de sorte qu'il ne se produise jamais des symptômes désagréables pendant ou après la pratique. Si c'était le cas, modifiez-la, diminuez-en l'intensité et si les symptômes persistent, abandonnez-la.

La méthode Wim Hof

Il existe actuellement une méthode de respiration en vogue associée au Yoga du froid et proposée par un néerlandais, Wim Hof.

Il préconise, comme Maurice Daubard, l'exposition et l'entraînement au froid. Ce qui est très bénéfique pour la santé. Mais il conseille aussi un type de respiration qui privilégie un soufflet avec l'accent sur l'inspiration et il semble considérer très favorablement l'expérience du vertige.

Soit deux erreurs importantes, avec l'accent sur l'inspir dans une hyperventilation et la faveur du vertige.

Nous ne pouvons que déplorer l'enseignement improvisé, inconséquent, dangereux et irresponsable de telles erreurs par rapport à l'art millénaire du prânâyâma.

N° 81 – LA PRATIQUE DE MÛLA BANDHA ★★★

Mûla bandha, la contraction de la base (*Mûla*), consiste à contracter, dans un mouvement ascendant, l'anus et le périnée[1]. On peut en accentuer l'efficacité en contractant également les muscles abdominaux sous le nombril et en plaçant un petit coussin sous les fesses pour créer une pression an niveau du périnée. Quand le kumbhaka progresse, la contraction abdominale et le Mûla bandha doivent aussi se renforcer. La meilleure façon de renforcer les muscles concernés par le Mûla bandha est la pratique d'Ashwinî mudrâ (voir N° 48)

La préparation physique

La pratique du prânâyâma avec les rétentions de souffle longues n'est pas concevable en Inde sans une pratique assidue des postures, les âsanas. Et idéalement, les âsanas précèdent la pratique du prânâyâma.

Cependant, nous pensons qu'une pratique modérée des postures est suffisante pour pratiquer un prânâyâma modéré. Dans ce cas, les exercices respiratoires et les prânâyâmas ne comporteront pas de longues rétentions, et donc ne dépasseront pas une vingtaine de secondes. Et d'autre part, la pratique de la respiration alternée sera particulièrement encouragée et se cantonnera aux trois premiers stades (voir le chapitre 12).

Par la suite, si on le souhaite, l'approfondissement de la pratique du prânâyâma pourra être réalisé.

D'autre part, avant de commencer le prânâyâma avec les rétentions de souffle, l'élève, aura tout intérêt à réaliser un assouplissement du cou et quelques exercices pour assouplir les jambes, la colonne vertébrale et libérer les zones respiratoires. Uddîyâna bandha et ses variantes sont idéales avant les kumbhakas.

Mesdemoiselles et mesdames, pendant les premiers jours des règles, ne pratiquez pas les rétentions du souffle et cantonnez-vous à une pratique physique très modérée. Par contre, toutes les pratiques liées au prâna féminin sont très favorables.

Nous supposerons que vous avez assimilé le passage: *Apprenez à compter sans compter*, à la fin du chapitre 8.

---

1. Dans la version supérieure de la pratique, on remplace la concentration sur le périnée par la concentration sur le chakra de la base, Mûlâdhâra.

N° 82 – KUMBHAKA : une expérience

Inspirez profondément, puis retenez votre souffle à poumons pleins en kumbhaka. Lorsque le besoin de respirer se fera sentir, résistez et maintenez bien fermée votre glotte. Après quelques secondes, vous constaterez des mouvements involontaires du diaphragme et des soubresauts au niveau de la sangle abdominale.

Expérimentez en restant détendu mentalement, puis débloquez la glotte en réinspirant un peu, avant d'expirer. Maintenez bien le mental détendu pendant l'expérience.

La séance de prânâyâma

Une séance complète et équilibrée de prânâyâma peut se diviser en cinq parties :

1 – la préparation physique

La préparation physique peut comprendre des postures, un échauffement de la colonne vertébrale et des jambes, l'assouplissement des yeux, du cou et des épaules et une courte pratique d'Ashwinî mudrâ pour tonifier le plancher pelvien. B.K.S. Iyengar propose un excellent exercice en position de relaxation allongée sur le dos, avec un coussin épais au niveau des omoplates, pour ouvrir la poitrine.

2 – la libération du prâna

Les soufflets : Kapâlabhâti et Bhastrikâ, avec leurs variantes éventuellement. Par exemple, 10 à 15 minutes.

3 – la concentration du prâna

Le prânâyâma avec les rétentions de souffle, Kumbhaka ou shunyaka. Par exemple, de 20 à 30 minutes.

4 – la subtilité du prâna

Les prânâyâmas de concentration, comme les variantes avec Ujjâyî, le Samatâ prânâyâma, les respirations subtiles, les Dualités Dynamiques ou les kriyâs. Par exemple, 15 minutes ou davantage.

5 – l'intériorisation statique

Nous terminerons par une intériorisation plus ou moins longue, selon nos capacités et notre disponibilité.

Toutefois, rien n'empêche d'arrêter la séance après la troisième partie en la faisant suivre de la même concentration (adoptée pendant les rétentions) maintenue dans une intériorisation poussée. On peut aussi continuer avec des kriyâs.

Et bien entendu, rien ne nous empêche de nous en tenir à la deuxième partie et de la faire suivre par une méditation.

La transcendance de notre vitalité

N° 83 – LE PRÂNÂYÂMA AVEC KUMBHAKA ★★★

Idéalement, cette respiration sera toujours pratiquée en Nâdî Shodana, la respiration alternée. Ce n'est que si vous avez des difficultés à respirer par une narine[1], que vous choisirez la respiration normale, en inspirant par les deux narines ensemble.

▵ Inspirez complètement **en maintenant les épaules relaxées**. Ne gonflez pas le ventre complètement. Ouvrez la cage thoracique au maximum et élevez les clavicules. Ne levez pas et ne contractez pas les épaules. Lorsque le souffle arrive en haut, ne cherchez pas à réinspirer davantage. C'est toujours possible de gagner quelques centimètres cubes, mais ce serait au prix d'une trop grande tension, inutile et préjudiciable.

> *L'inspiration forcée dans les kumbhakas conduit aux problèmes cardiaques.*

▲ Fermez la glotte. Exécutez ***Jâlandhara bandha***, en étirant la nuque, en élevant les clavicules et en descendant le menton contre la gorge. Retenez le souffle et effectuez ***Mûla bandha***, la contraction de la base, avec le visage et le mental relaxés.

▽ Puis enlevez *Mûla bandha*, enlevez *Jâlandhara bandha* en relevant la tête, dégagez la glotte en réinspirant un peu et expirez doucement en laissant les clavicules et la cage thoracique descendre lentement, contractez enfin la sangle abdominale pour expulser l'air complètement.

▼ Suspendez le souffle une ou deux secondes, puis enchaînez avec la respiration suivante.

---

1. Pour déboucher une narine qui est obstruée de manière permanente ou régulière, il faut réaliser quotidiennement le lavage du nez, NETÎ (N° 96) avec l'eau salée et avec le cordon (cathéter), SUTRA NETÎ. S'il s'agit d'une déformation de la cloison nasale, à la naissance ou par accident, l'opération peut se révéler judicieuse.

> *Le prânâyâma se pratique avec les yeux fermés. Le secret de la réussite dans les rétentions du souffle sont la détente musculaire et surtout mentale, et la concentration inflexible. De plus, la perception sensorielle du prâna rend instantanément le kumbhaka plus facile.*

Les rythmes du kumbhaka

Les rythmes de base du prânâyâma avec Kumbhaka sont :

1:2

1:1:2

1:2:2; (4:8:8)

1:3:2; (4:12:8)

1:4:2; (4:16:8)

Nâdî Shodana, la respiration alternée

1° stade : égaliser l'inspir et l'expir

2° stade : doubler l'expir **(1:2)** ; par exemple 4:8

3° stade : introduction du kumbhaka **(1:1:2)** ; par exemple 4:4:8

4° stade : rythme **(1:2:2)** ; par exemple 4:8:8

5° stade : rythme **(1:4:2)** ; par exemple 4:16:8

6° stade : rythme **(1:4:2:1)** par exemple 4:16:8:4 et 5:20:10:5. Après ce rythme vient :

7° stade : rythme **(1:6:4:2)** par exemple 4:24:16:8 ou 5:30:20:5.

> *Notre premier objectif sera d'atteindre le rythme classique : 4:16:8 ou mieux 5:20:10.*

Ensuite, nous pourrons ajouter une concentration pendant la rétention. Développez dans tous les cas votre capacité d'observation et votre sensibilité au prâna et aux atmosphères intérieures.

Par la suite, si nous sommes complètement à l'aise, on peut monter à 4:16:8:4 ou à 5:20:10:5, tout en continuant les concentrations.

Les caractéristiques du prâna

◊ L'énergie

L'expérience du prâna lui-même rassemble cinq caractéristiques : *la vibration et la lumière, la vie, l'énergie et l'équilibre.* La concentration sur l'aspect énergétique nous apportera l'expérience vibratoire ou psychologique de vie, d'énergie et d'un dynamisme inhabituel à la fin de notre séance qui se traduira dans les activités ultérieures.

◊ La vie

La Vie est le principe qui régit tout le fonctionnement de la nature. C'est le principe de l'expansion, du mouvement, du désir et de la prospérité matérielle et psychologique à la base de toute évolution.

◊ La vibration

Le prâna peut toujours être perçu soit dans sa nature vibratoire soit dans sa nature de lumière. Avec un peu d'entraînement, nous arriverons à percevoir la vibration. Elle coule comme une cascade éternelle.

◊ L'équilibre

Le prâna est l'équilibre. Il n'apporte jamais l'excitation. Mais si nous dépassons nos capacités du moment, nous risquons un excès de stimulation de notre nature. De par cette qualité d'équilibre, le prâna soigne et rétablit les désordres physiques et psychologiques.

◊ La lumière

En nous centrant sur la perception lumineuse associée au prâna, nous l'amplifierons et nous pourrons nous concentrer sur l'aspect psychologique et spirituel de lumière.

◊ La plénitude et la béatitude

Nous avons parlé de cinq caractéristiques du prâna : *la vibration, la vie, la lumière, l'équilibre et l'énergie.* Quand nous avons progressé davantage, nous en découvrons une sixième, qui est la *plénitude.* La concentration sur cet aspect va amplifier l'expérience. Nous découvrons une jouissance intense et raffinée qui déborde toutes les limites de notre être, un ravissement, une béatitude inconnue et qui n'est pourtant pas étrangère à notre nature.

La perception du prâna

Au début, nous l'imaginons, mais très vite la sensation remplace l'imagination. La méthode la plus directe consiste à se concentrer dans les kumbhakas sur le prâna en soi, d'abord au plexus solaire puis dans l'espace du ventre. Ensuite, il devient facile de le susciter et le ressentir dans n'importe quelle partie du corps, puis dans le corps tout entier. D'autres pratiques génèrent facilement cette sensation du prâna, comme les bandhas du ventre, Ashwinî mudrâ ou encore Kaki mudrâ. Le prâna est perçu visuellement comme une luminosité dans le corps, comme une vibration ou une force rayonnante. Sans une perception directe, le prânâyâma et toutes les disciplines vibratoires, mais aussi l'art de la manipulation du prâna ne peuvent pas prétendre à leur pleine efficacité.

> *La transformation de soi par le prâna commence bien évidemment par sa perception, physique ou vibratoire.*

N° 84 – LE PRÂNÂYÂMA THÉRAPEUTIQUE ★★★

Le kumbhaka est le moyen le plus adapté pour concentrer le prâna. Nous choisirons le rythme **1:4:2** (5:20:10)

△ Inspirez complètement, avec les deux narines, en 5 secondes, par exemple.

▲ Retenez le souffle pendant 20 secondes en percevant et en concentrant le prâna.

▽ Expirez en 10 secondes en dirigeant le prâna dans l'organe défectueux avec la représentation d'une énergie lumineuse de santé, d'équilibre, d'harmonie.

Plus le souffle sera long et plus vous serez efficace.

Vous pouvez pratiquer en Ujjâyî.

◆ 1° stade : la concentration sur la poitrine

Commencez par ressentir le prâna au niveau de la poitrine (le prâna rayonne et déborde au-delà de la peau),

◆ 2° stade : la concentration au niveau du ventre

◆ 3° stade : la concentration au niveau du bassin.

◆ 4° stade : la concentration sur le prâna dans tout le tronc, du périnée à la gorge.

♦ 5° stade : la concentration sur la perception du prâna au niveau du corps tout entier.

♦ 6° stade : la concentration sur la perception du prâna, soit au niveau du ventre, soit pour une utilisation thérapeutique.

Le passage par les cinq premiers stades permet de s'assurer que nous sommes dans une expérience et non dans une projection mentale.

L'espace de la poitrine est une énergie AIR. L'espace du ventre est FEU. L'abdomen est EAU. L'espace du plancher pelvien et des jambes est TERRE. En les sélectionnant judicieusement, les propriétés thérapeutiques sont amplifiées.

> *Le prâna qui fuit et se désagrège est mauvais. Le prâna chaotique, que l'on ne contrôle pas, qui est désagréable, est mauvais. Le prâna qui est centré et concentré est bon. Le prâna qui est lumière, qui rayonne, est bon. Le prâna qui concentre la pensée, ramène l'enthousiasme et la confiance, est bon. Le prâna qui apporte plénitude, douceur, énergie et force, est excellent. Le prâna qui apaise, équilibre et guérit avant même qu'on ne lui demande, ce prâna est excellent.*

Passer aux rythmes supérieurs

Nous pouvons passer au rythme supérieur quand nous l'avons maîtrisé. Nous pouvons penser que nous maîtrisons un rythme quand nous sommes à l'aise dans ce rythme avec 14 respirations successives (ou sept cycles dans Nâdî Shodana) trois jours de suite.

Si nous avons maîtrisé le rythme 5 : 20 : 10, le jour suivant nous pouvons pratiquer 4 respirations en 6 : 24 : 12 et 6 respirations avec le rythme antérieur 5 : 20 : 10. Les jours suivants, nous pourrons ajouter à chaque séance 2 respirations du nouveau rythme 6 : 24 : 12, de façon à progresser lentement pour arriver après plusieurs jours à notre nouvel objectif.

Voici quelques conseils pour bénéficier davantage des bienfaits du prânâyâma :

> *Dans la tradition yogique indienne, le prânâyâma inclut les rétentions du souffle. L'ambition, la précipitation, la tension mentale et*

> *les bandhas mal pratiqués ou sans les appliquer sont les principales*
> *sources des désordres causés par la pratique du prânâyâma. On peut*
> *y ajouter le manque de préparation (échauffement).*
>
> *Le prânâyâma est incompatible avec les médicaments, l'alcool, les*
> *drogues et évidemment le tabac. Il est facilité par tous les facteurs*
> *naturels de santé. Il doit être pratiqué dans un environnement et un*
> *état d'esprit calme et harmonieux.*

Pour les élèves doués :

Si vous êtes exceptionnellement à l'aise dans les apnées, vous pouvez essayer d'autres rythmes supérieurs.

Ce sont :

1:6:4:1. 5:30:20:5 . 6:36:24:6

1:8:6:1. 5:40:30:5 . 6:48:36:6

Dans lesquels vous pourrez plus tard allonger Shunyaka.

1:6:4:2. 5:30:20:10. 6:36:24:12

1:8:6:2. 5:40:30:10. 6:48:36:12

Vous devez être à l'aise à la fois dans le souffle et la concentration. Cependant, vous observerez que la concentration sur le prâna ou sur un centre subtil facilite beaucoup la rétention du souffle. Inversement, plus la durée de la rétention est longue et plus l'expérience du prâna peut durer et s'approfondir.

Il n'y a pas lieu d'aller au-delà dans une orientation de méditation. Les rythmes supérieurs présentés ci-dessus impliquent une pratique quotidienne et une forte implication. La consécration d'une heure par jour est minimale. Sans parler de la pratique des postures ni de la méditation en soi.

Par contre, on peut considérer le prânâyâma comme une pratique de méditation et remplacer les méditations par des concentrations ou relaxations courtes et par des centrages dans la vie. Apprenez alors à considérer le prâna avec sa dimension universelle ou spirituelle et à la percevoir partout – en particulier dans les atmosphères de nature.

Les rythmes du shunyaka

Les rythmes de base du prânâyâma avec Shunyaka, la rétention à vide, sont :

◆ 1° stade : égaliser l'inspir et l'expir

◆ 2° stade : doubler l'expir (**1:2**) ; par exemple 4:8

◆ 3° stade : introduction du shunyaka (**1:1:1**) ; par exemple la respiration triangulaire à vide 8 (inspir) : 8 (expir) : 8 (shunyaka)

◆ 4° stade : rythme (**1:2:2**) ; par exemple 6:12:12

◆ 5° stade : rythme (**1:2:3**) ; par exemple 6:12:18

◆ 6° stade : rythme (**1:2:4**) ; par exemple 6:12:24 ou 8:16:32. Après ce rythme vient le :

◆ 7° stade : rythme (**1:2:6**) ; par exemple 6:12:36

Si l'on choisit de pratiquer, non pour l'intériorisation, mais pour la croissance de la conscience-force, nous ajouterons Uddîyâna bandha. L'introduction de *Uddîyâna bandha* peut intervenir à partir du cinquième stade. Il n'a pas besoin au début d'être effectué à fond.

N° 85 – LE PRÂNÂYÂMA AVEC SHUNYAKA ★★★

Il existe deux sortes de prânâyâmas avec shunyaka. Le premier est associé à des rétentions courtes, sans bandhas, en particulier sans Uddîyâna bandha. Il fait partie des pratiques qui apportent le prâna féminin et l'intériorisation.

Le second type est réalisé avec les bandhas, en particulier Uddîyâna. À poumons vides, il crée une forte dépression et renforce l'énergie interne et la conscience-force de l'individu. Il est relié au prâna masculin, mais il est plus intériorisant que le prânâyâma avec kumbhaka et ses effets sont plus spirituels. Il contribue à l'éveil de la Kundalinî. Le premier type a été décrit dans les respirations subtiles (chapitre 11)

Nous abordons dans ce chapitre le deuxième type.

Nous prendrons le rythme **1:2:3** (6:12:18)

△ Inspirez complètement, en 6 secondes, par exemple.

▲ Retenez le souffle 1 seconde.

▽ Expirez en 12 secondes avec un 1/2 Mûla bandha, que vous garderez aussi pendant la rétention à vide.

▼ Retenez le souffle à vide pendant 18 secondes en fermant la glotte avec Mûla bandha complet.

Expirez un peu pour débloquer le souffle, enlevez le Mûla bandha, puis réinspirez en 6 secondes...

> À partir de 20 secondes dans le shunyaka, intégrez dans la rétention à vide les deux bandhas : Jâlandhara et Mûla bandha.

△ Inspirez complètement, en 5 secondes, par exemple.

▲ Suspendez le souffle 1 seconde.

▽ Expirez en 10 secondes et prenez le Jâlandhara bandha puis le Mûla bandha, que vous garderez tout le temps de la rétention à vide.

▼ Retenez le souffle à vide pendant 15 secondes en fermant bien la glotte et en maintenant serrée la Mûla bandha.

△ Expirez un peu pour débloquer le souffle, relevez la tête et enlevez le Mûla bandha, puis réinspirez en 5 secondes...

N° 86 – LE PRÂNÂYÂMA AVEC LES TROIS BANDHAS ★★★

Les trois bandhas sont *Jâlandhara bandha*, pour la gorge, *Mûla bandha* au plancher pelvien et *Uddîyâna bandha* pour l'abdomen.

△ Inspirez complètement, en 5 secondes, par exemple.

Suspendez le souffle 1 seconde.

▽ Expirez en 10 secondes, puis, dans l'ordre, fléchissez la tête et prenez le Jâlandhara bandha puis appuyez avec les mains sur les cuisses pour prendre Uddîyâna bandha, puis prenez le Mûla bandha. Ce sont les trois bandhas que vous garderez tout le temps de la rétention à vide.

▼ Retenez le souffle à vide pendant 15 secondes en fermant bien la glotte, avec les 3 bandhas.

△ À la fin de shunyaka, relâchez, dans l'ordre inverse où vous les avez pris : Mûla bandha, puis Uddîyâna (relâchez le ventre), puis Jâlandhara (levez la tête). Expirez un peu pour débloquer le souffle, puis réinspirez tranquillement en 5 secondes...

Ce prânâyâma avec Uddîyâna bandha, est le plus puissant ; il est aussi le plus difficile à maîtriser.

La durée choisie ici de 15 secondes est suggérée pour apprendre à maîtriser la technique.

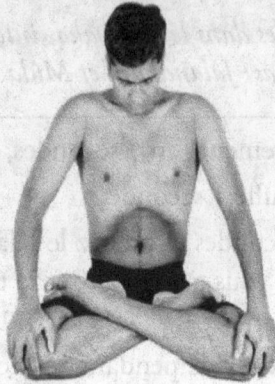

Les trois bandhas en shunyaka

La concentration dans les rétentions

Le prânâyâma avec Kumbhaka demande une concentration inflexible, davantage encore que dans les premiers stades de la méditation. Les pensées et les distractions sont interdites. Il faut se concentrer sur la relaxation des yeux, des épaules, du mental et sur les bandhas.

> *La pratique du kumbhaka, c'est :*
> ◆ *Une contraction intense des bandhas,*
> ◆ *Une relaxation profonde de la tête, des épaules et du mental.*
> ◆ *Une concentration indéfectible de la conscience.*

Par la suite, l'adepte adoptera une concentration pendant les longues rétentions, en particulier Kumbhaka.

Les concentrations principales que nous recommandons sont :

◊ L'ensemble du corps ressenti comme un bloc, une unité

◊ L'équilibrage gauche / droite

◊ La stabilité du prâna, du citta ou du mental

◊ La perception du prâna (voir le prânâyâma thérapeutique)

◊ Les 5 centres pour la méditation (Sahasrâra, Âjnâ, Anahâta, Mûlâdhâra ou Sushumnâ)

◊ La conscience-force, en relation avec notre individualité spirituelle, que l'on associera avec le centrage, ou mieux avec la Sushumnâ.

◊ Les sept chakras, avec un chakra par cycle de nâdî Shodana, soit 2 kumbhakas par chakra. Dans ce cas, nous pratiquerons donc sept cycles.

Nous déconseillons une même concentration sur un seul chakra pendant tous les kumbhakas. Cela aboutirait inévitablement à la surdynamisation d'une partie de notre nature au détriment d'une méthode de développement harmonieux et équilibré.

Gardons à l'esprit la puissance du kumbhaka et de la concentration du prâna. Et nous savons que la sauvegarde réside dans la progressivité maîtrisée. Cultivons le bon sens, le calme, l'équilibre, la modération, la patience. Méfions-nous de l'ambition et de l'impatience de l'ego.

L'immobilité et la stabilité, la concentration, la force intérieure, la maîtrise de soi, l'équanimité, la maîtrise sur tous les mouvements psychologiques (pensées, images, sensations, émotions, etc.) Tout cela naît de la stabilité du citta mais est assurément détruit par l'excès et la perte de la maîtrise du prâna.

13
L'ÉVEIL DES CHAKRAS PAR LE PRÂNÂYÂMA

Âjnâ, Guide et initiateur

Dans la tradition ancienne du Yoga, l'Être conscient, appelé *Purusha* en sanskrit, et la Nature, *Prakriti*, sont les deux faces de la réalité spirituelle manifestée dans l'univers. Dans leur forme individuelle, *Purusha*, l'Être conscient, signifie l'Âme et *Prakriti* représente la nature de l'être humain.

Sri Aurobindo décrit ainsi l'Être conscient:

L'Être conscient, Purusha, est le Moi en tant que générateur, témoin, support, jouisseur et Maître des formes et des œuvres. [...] Le Purusha est présent dans tous les plans: il y a un purusha physique, un purusha vital et un purusha mental, qui est le guide de la vie et du corps, comme dit l'Upanishad...

L'Être conscient mental, délégué de l'Âme dans l'être humain, possède cinq rôles:

◊ Chercher la connaissance et la vérité,

◊ Rendre conscient l'être humain,

◊ Le guider et le diriger,

◊ Centraliser et structurer l'individu

◊ Organiser la vie intérieure et extérieure.

L'Être conscient est situé à Âjnâ. Cela fait de lui le premier chakra à éveiller et le lieu principal de notre centrage. C'est lui qui peut nous apporter la sécurité dans notre cheminement intérieur et extérieur.

La transformation du citta et l'éveil des chakras par le prânâyâma

Les rétentions de souffle stabilisent le citta et concentrent la conscience-force. Elles apportent ainsi les conditions idéales pour la stimulation des chakras.

Les chakras utilisés pour la méditation sont:

◊ Âjnâ chakra, le chakra de la conscience mentale,

◊ Anâhata chakra, pour la conscience vitale et le cœur profond,

◊ Mûlâdhâra chakra, le chakra de la base, en relation avec Sushumnâ, le canal central et la Kundalini,

◊ Sahasrâra, le Lotus aux mille pétales, au-dessus de la tête, qui ouvre au Divin au-dessus et au Mental supérieur.

◊ On peut y ajouter Sushumnâ, le canal central, par lequel l'être humain est connecté à l'énergie universelle.

Tous ces centres sont des portes d'entrée de la conscience profonde, liée à la dimension spirituelle de l'être humain.

Chaque chakra dispose d'une contrepartie frontale, davantage en relation avec la vie extérieure et une partie dorsale, plus subconsciente.

Le citta est le terrain énergétique et psychologique, il est décrit comme la substance de la conscience[1]. Tous les mouvements de la nature, les pensées, les images, les émotions ou les sensations sont formés à partir de ce matériau. On comprendra donc facilement que le travail sur ce «terreau» de la conscience est immensément productif parce qu'il peut transformer tous les mouvements de la nature.

C'est pourquoi nous travaillerons sur les chakras, qui ont leur siège subtil au niveau de la colonne vertébrale, sur leur contrepartie frontale et sur le citta des chakras.

Le plus important de tous, – le plus proche, le moins encombré d'impressions subconscientes et parce qu'il représente dans notre nature l'Être conscient et le guide, est Âjnâ chakra, avec sa contrepartie frontale, Bhrûmadhya, son espace (appelé Chidâkash) et son citta.

---

1. La substance du mental, du vital et du physique subtil est le citta comme la substance du corps est la matière.

Bhrûmadhya

(N° 48) – LA PRATIQUE D'ASHWINÎ MUDRÂ ET BHRÛ-MADHYA ★★★

Nous avons vu la pratique d'Ashwinî mudrâ. Cette mudrâ est ici particulièrement intéressante parce qu'elle stimule naturellement Bhrûmadhya.

C'est pourquoi, pendant *son* exécution, portez votre attention sur ce point au milieu du front. Après la mudrâ, comme nous l'avons vu, concentrez-vous, les yeux fermés, sur le ressenti intérieur du prâna dans le corps, puis sur Bhrûmadhya.

(N° 29) – KAPÂLABHÂTI ET BHRÛMADHYA

Kapâlabhâti stimule naturellement la partie frontale du cerveau. Quand son exécution deviendra automatique, sans effort, adoptez cette concentration en même temps sur Bhrûmadhya et prolongez-la après le prânâyâma.

N° 87 – LA RESPIRATION CARRÉE ET BHRÛMADHYA ★★★

Commencez la respiration carrée, en *Ujjâyî*, en allongeant et en régularisant progressivement le souffle.

Ensuite, effectuez *Mûla bandha* pendant les deux rétentions de souffle, à plein et à vide. Relâchez le bandha pendant l'inspir et pendant l'expir.

Enfin, ajoutez la concentration sur *Bhrûmadhya* dans les deux rétentions. Pendant l'inspir et l'expir, concentrez-vous sur l'uniformité du son dans *Ujjâyî*.

Dans les deux rétentions, concentrez-vous sur la relaxation musculaire et mentale, la contraction de la base, *Mûla bandha*, et sur *Bhrûmadhya*. Avec l'entraînement, votre esprit intégrera rapidement ces différentes techniques et la pratique deviendra facile et agréable.

△ Inspir avec Ujjâyî.

▲ Kumbhaka : concentration à Bhrûmadhya + *Mûla bandha*.

▽ Expir avec Ujjâyî.

▼ Shunyaka : concentration à Bhrûmadhya + *Mûla bandha*.

Prolongez ensuite la concentration sur Bhrûmadhya sans vous occuper de la respiration.

Le mental est calmé, puis concentré et stabilisé.

Pendant la pratique de Kâpâlabhâti, concentrez-vous sur le centre énergétique Bhrûmadhya, au milieu du front, avec un demi *Mûla bandha*.

Âjnâ chakra

N° 88 – KAPÂLABHÂTI ET ÂJNÂ ★★★

De la même façon que dans l'exercice ci-dessus, concentrez-vous à Âjnâ dans la rétention à vide qui suit le Kapâlabhâti. N'hésitez pas à prolonger cette concentration même après avoir normalisé votre respiration. Effectuez progressivement jusqu'à trois cycles.

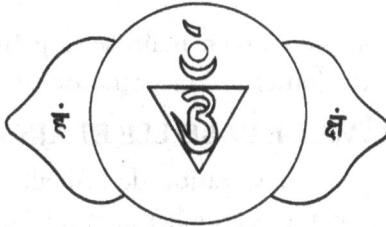

Âjnâ chakra

N° 89 – LA RESPIRATION TRIANGULAIRE (KUMBHAKA) ET ÂJNÂ ★★★

Adoptez une position confortable, adaptée pour le prânâyâma et commencez la respiration triangulaire avec kumbhaka.

△ Inspir en 8 secondes, par exemple.

▲ Kumbhaka en 8 secondes : concentration à Âjnâ + 1/2 *Mûla bandha*.

▽ Expir en 8 secondes.

Commencez avec la concentration sur Âjnâ uniquement dans la rétention à poumons pleins pendant une dizaine de respirations, puis généralisez la concentration sur Âjnâ dans les trois temps.

Prolongez ensuite l'intériorisation à Âjnâ sans vous occuper de la respiration.

N'hésitez pas à recommencer le prânâyâma si la concentration diminue.

N° 90 – SAMATÂ PRÂNÂYÂMA ET ÂJNÂ

Faites fusionner Samatâ prânâyâma et la concentration sur Âjnâ.

La respiration sera lente, régulière, continue, uniforme, subtile. Inspirez-vous de l'exercice N° 74, La courbe parfaite.

N° 91 – SAMAVRITTI PRÂNÂYÂMA ET ÂJNÂ ★★★

Installez-vous dans la position de concentration.

Puis commencez la pratique de la respiration carrée, en Ujjâyî.

Lorsque vous aurez atteint votre pratique de croisière, introduisez *Mûla bandha*, la contraction de la base, dans l'inspir, l'expir et la rétention à vide.

Ensuite, quand vous aurez bien maîtrisé le prânâyâma avec *Mûla bandha*, vous pourrez ajouter la concentration sur Âjnâ.

N° 92 – PRÂNÂYÂMA DE L'ABEILLE ET ÂJNÂ ★★★

Bhrâmarî prânâyâma, la respiration de l'Abeille consiste à émettre un son nasal bourdonnant, les oreilles et la bouche fermée, à l'expir. Si vous le maîtrisez, émettez également le son aigu à l'inspir.

Fermez les yeux et produisez ce son nasal en le faisant résonner au centre d'Âjnâ chakra.

Demeurez ensuite à l'intérieur d'Âjnâ pour écouter les sons subtils ou le son du silence.

N° 93 – SHÂMBAVÎ MUDRÂ ET ÂJNÂ ★★★

Cette mudrâ stimule fortement le chakra Ajnâ.

Fixez la Shâmbavî[1] mudrâ pendant quelques instants, puis relaxez les yeux et intériorisez-vous dans le chakra Ajnâ. Cela constitue un cycle. Effectuez plusieurs cycles, en allongeant progressivement la concentration.

En Inde, la pratique assidue de cette mudrâ peut conduire à un éveil de la Kundalinî ou aux stades les plus élevés de la méditation.

---

1. Shâmbavî mudrâ : voir N° 42

Les autres chakras

N° 94 – PRÂNÂYÂMA TRIANGULAIRE (SHUNYAKA) + CONCENTRATION À MÛLÂDHÂRA ★★★

Adoptez une position confortable, adaptée pour le prânâyâma et commencez la respiration triangulaire avec Shunyaka.

△ Inspir en 8 secondes, par exemple.

▽ Expir en 8 secondes.

▼ Shunyaka en 8 secondes : concentration à Mûlâdhâra + 1/2 *Mûla bandha* + 1/2 *Uddîyâna bandha*.

Commencez avec la concentration sur Mûlâdhâra uniquement dans la rétention à vide pendant quelques respirations, puis généralisez la concentration sur Mûlâdhâra dans les trois temps.

Prolongez ensuite l'intériorisation à Mûlâdhâra sans vous occuper de la respiration.

N'hésitez pas à recommencer le prânâyâma si la concentration diminue, avec un centrage à Mûlâdhâra

Alternez le prânâyâma et la concentration statique sur Mûlâdhâra.

Vous pouvez aussi choisir de vous concentrer sur Sushumnâ, que vous visualiserez comme une fine colonne de lumière, droite, verticale, au niveau de la colonne vertébrale. Équilibrez avec la plus grande attention les 2 hémicorps.

Anâhata, le chakra du Cœur

Si vous choisissez le chakra du cœur, Anâhata, enlevez le 1/2 *Uddîyâna bandha*.

Samatâ prânâyâma ou l'Abeille conviennent également très bien pour la concentration sur le chakra du cœur.

14
LA STABILITÉ DU CITTA MENTAL

La substance de la conscience, citta

« Citta est la substance de la triple conscience mentale-vitale-physique d'où s'élèvent les mouvements de pensée, émotion, sensation, impulsion, etc. » —Sri Aurobindo, *Le guide du Yoga*

Le citta est la substance de la conscience, le mental vibratoire, le mental-substance.

Mais il peut aussi être représenté sous l'aspect psychologique, et comme tel il est le réservoir de toutes les impressions psychologiques, conscientes, subconscientes ou subliminales. Dans ce cas, nous l'aborderons surtout sous la forme des atmosphères, mais aussi des images et des pensées.

Le citta est donc la substance du psychisme et le réservoir de toutes les impressions passées ; il correspond donc à la mémoire totale. Le citta, dans la mesure où on lui reconnaît un caractère holotropique, est comparable à la notion de « terrain » des homéopathes ou des naturopathes. Malgré cela, il n'est pas faux et cela peut être parfois intéressant de distinguer le citta mental, le citta vital ou émotionnel et le citta physique subtil.

Les propriétés du citta dépendent de son contenu et celui-ci change avec sa profondeur et avec la représentation que nous choisissons. En effet, profondément en nous le citta abrite autant l'inconscient[1] (ou

---

1. Sri Aurobindo considère que la description de l'Inconscient par Freud est étroite, avec une exacerbation de certains côtés et une totale ignorance de l'existence d'une quelconque partie lumineuse dans l'être humain (subliminale ou supraconsciente). Le problème, d'ailleurs, ne réside pas dans la limitation de la connaissance, mais dans l'orgueil et l'arrogance qui peuvent naître de l'accumulation des savoirs. Pour que la Science accepte d'ouvrir un nouveau chapitre, il faut le sacrifice de nombreux pionniers et l'entêtement de quelques chercheurs dont la recherche de la connaissance soit au-dessus de tout soupçon.

le subconscient) que le subliminal décrit par Sri Aurobindo.

Le subliminal correspond à notre nature profonde (mentale, vitale ou physique); il est conscient et il est plus proche de la vaste nature universelle et des réalités éternelles au fur et à mesure qu'il se rapproche du Divin intérieur.

Le subconscient, par contre, est toujours un milieu peu conscient. Il exprime la confusion et la souffrance des souvenirs physiques, vitaux et mentaux, des situations de peur, de frustration ou de déception intenses, des échecs, des impasses ou des négations de l'identité, de la vie et de l'amour. Il représente donc aussi toutes nos résistances, nos mauvaises volontés, nos conditionnements, notre inertie à vivre, à nous ouvrir, à progresser. Le subconscient correspond à toutes les « impressions » du passé que nous n'avons pas assimilées et prend souvent son origine dans la prime enfance et dans nos vies antérieures.

Mais ce subconscient, nous dit Sri Aurobindo, n'est qu'une petite partie de notre nature profonde. Par la transformation de soi, il se dénoue et se dissout au fur et à mesure que nous nous rapprochons de notre être véritable, de notre centre, du cœur de notre Cœur.

En surface, notre citta mental est obscur, agité, chaotique, étroit et rigide, peu conscient, et au tout début ressemble à une pièce minuscule et étouffante. Il en est ainsi parce que notre citta de surface repose sur ses bases subconscientes et sur l'omniprésence de l'ego. Chez le yogi, le citta de surface est transformé. Il est lumineux, paisible et pourtant toujours plein d'énergie; il exprime la vastitude, la plasticité, la douceur, la béatitude sans objet et la vigilance naturelle, permanente.

Nous pouvons pénétrer dans cette substance subtile par l'intériorisation. L'intériorisation consciente et maîtrisée nous révélera un milieu calme qui nous apporte des états de concentration, de stabilité, de vigilance, de largeur, d'ouverture, de contentement et d'aisance.

En surface, les pensées et les images se forment dans le citta; plus en profondeur, les pensées disparaissent et les images et les sensations prennent le devant. Dans l'intériorisation plus poussée, les images et les sensations disparaissent ou s'universalisent. Le calme s'approfondit, puis viennent l'immobilité et la stabilité. La densité de notre être s'accentue avec la profondeur: densité de la substance, intensité de notre conscience, révélation de notre existence.

> *Dans la méditation classique, la stabilité du citta est obtenue par la concentration prolongée. Ici, nous faisons l'expérience de méthodes vibratoires.*

N° 95 – LA DÉCOUVERTE DU CITTA ★★★

La notion de substance subtile ne nous est pas étrangère. Elle traduit une évolution de la densité matérielle vers un état de plus en plus fluide et éthéré. Nous évoluons difficilement dans la boue d'une mare, mais plus aisément dans l'eau quand nous pratiquons la nage sous-marine. Plus fluide encore, nous avons l'expérience du brouillard et de l'atmosphère qui nous entoure et que nous respirons.

En procédant plus loin dans l'expérience, si nous regardons le ciel sans nuages ou l'espace devant nous, nous pouvons percevoir de minuscules points brillants en mouvement. De même, les différents gaz et constituants de l'atmosphère peuvent être révélés dans l'obscurité par un faisceau de lumière ou par le souffle quand il fait froid. Il en est de même avec l'espace intérieur de la tête, Chidâkâsh. Sa substance nous est révélée par des mouvements lumineux ou colorés et par une activité vibratoire différente selon nos états intérieurs. Dans certains cas, comme la colère ou d'autres émotions fortes, le citta dans la tête est agité violemment dans tous les sens.

Entrez dans l'espace intérieur de la tête, Chidâkâsh, fermez les yeux et représentez-vous cet espace comme on peut imaginer un brouillard ou une infinité de petits points plus ou moins lumineux, plus ou moins denses, ou mobiles. Rapidement, si vous continuez cette concentration sur la substance, vous commencerez à percevoir des impressions de mouvement, différentes intensités lumineuses et l'amorce de formes subtiles, fluctuantes, continuellement en changement. C'est l'expression du citta.

Souvenez-vous que vous pouvez par un changement de représentation, accéder à Chidâkâsh comme espace ou comme citta.

> *La représentation du citta est celle d'une substance. La représentation du prâna est un fluide lumineux en soi.*

La stabilité du citta et l'égalité d'âme

L'égalité d'âme est une qualité fondamentale que nous devons culti-ver si nous voulons progresser dans la méditation. C'est la capacité à renoncer au jugement et à considérer toutes choses avec la même attention. Elle repose psychologiquement sur la non-réaction et sur l'intégration, soit le contraire de l'exclusion. L'intégration est associée à l'expansion de la conscience.

Du point de vue psychologique, la stabilité du citta est associée à l'égalité d'âme.

N° 96 – SAMATÂ PRÂNÂYÂMA ET LA STABILITÉ DU CITTA

Samatâ prânâyâma est une respiration subtile dans laquelle nous re-cherchons un écoulement uniforme du souffle autant à l'inspir qu'à l'expir, une égalisation des deux temps de la respiration, avec un al-longement et une lenteur maximum. Nous y ajouterons ici Ujjâyî prânâyâma.

L'uniformité du souffle entraîne l'immobilité du citta, puis sa sta-bilité.

N° 97 – KAPÂLABHÂTI ET LA STABILITÉ DU CITTA ★★★

Pratiquez Kapâlabhâti progressivement jusqu'à pouvoir faire succé-der 3 cycles de 50 respirations, entrecoupés d'une suspension à vide. Concentrez-vous alors sur Chidâkâsh et entrez dans l'immobilité et la stabilité du citta de la tête.

N° 98 – KAPÂLABHÂTI, SHÂMBAVÎ ET MÛLA BANDHA ★★★

Après Kâpâlabhâti, effectuez une rétention à vide en ajoutant *Shâm-bavî* et *Mûla bandhas*. Détendez bien les yeux et le mental avant de poursuivre avec un autre cycle.

Effectuez trois cycles puis concentrez-vous sur la stabilité du citta dans la tête.

N° 99 – LA RÉTENTION DU SOUFFLE À VIDE ET LA STABI-LITÉ PSYCHIQUE

La rétention du souffle à poumons pleins (kumbhaka) ou vides (shu-nyaka) entraîne la stabilité du citta. Adoptez ici la respiration trian-gulaire à vide ou Samatâ prânâyâma avec deux suspensions du souffle sans fermer la glotte. Adoptez le rythme 1:2:1:2, comme par exemple 4:8:4:8. Concentrez-vous sur la stabilité du citta dans les 2 rétentions.

N° 100 – LA STABILITÉ PAR LE SHUNYAKA ET LES BANDHAS ★★★

Pratiquez la respiration triangulaire, avec shunyaka, la rétention à vide.

Lorsque le rythme est bien installé, ajoutez dans la rétention à vide *Mûla bandha* et un demi *Uddîyâna*. Ne forcez pas du tout les bandhas. Au contraire, pratiquez-les à moitié. Concentrez-vous sur la stabilité en shunyaka. Si cela est nécessaire, alternez de temps en temps avec la respiration triangulaire sans bandhas.

N° 101 – LA STABILITÉ PAR LE KUMBHAKA ET LES BANDHAS ★★★

Commencez la respiration triangulaire avec kumbhaka, par exemple 8 : 8 : 8. Après quelques instants, ajoutez *Mûla bandha*, la contraction de la base dans la rétention du souffle, puis la concentration sur l'immobilité et la stabilité du citta.

N° 102 – DÉCOUVERTE DU CITTA MENTAL PAR SHÂMBAVÎ MUDRÂ

Pratiquez *Shâmbavî mudrâ* très progressivement, en veillant bien à équilibrer la vision gauche et droite et à détendre le mental et les yeux pendant la pratique. Alternez plusieurs fois la mudrâ et la visualisation de Chidâkâsh. *Shâmbavî mudrâ* rend le citta lumineux et coloré et dévoile l'espace intérieur.

Nous pouvons aussi faire la même expérience en appuyant sur les yeux, les paupières closes ou bien en pratiquant le Palming avec une concentration sur l'espace intérieur. Voici donc 3 moyens différents pour faire l'expérience du citta et de Chidâkâsh.

N° 103 – RESPIRATION CARRÉE ET SHÂMBAVÎ MUDRÂ ★★★

Commencez la respiration en Ujjâyî, et quand elle est facile, ajoutez *Shâmbavî mudrâ* dans la rétention à poumons pleins (kumbhaka). Dans Kumbhaka, détendez bien la nuque et les épaules, et dans les autres temps de la respiration, relaxez tout particulièrement les yeux.

N° 104 – SHUNYAKA ET SHÂMBAVÎ MUDRÂ ★★★

En respiration triangulaire avec la rétention à vide, combinez *Shâmbavî mudrâ et Mûla bandha* dans la rétention. Alternez avec la concentration sur la stabilité du citta, dans laquelle vous relaxerez bien les yeux.

Shâmbavî mudrâ et *Mûla bandha* se renforcent l'un l'autre.

N° 105 – TRIBANDHA ET SHÂMBAVÎ MUDRÂ ★★★

Expirez à fond et bloquez le souffle en shunyaka pour pratiquer le *Mahâ bandha* appelé aussi *Tribandha* parce qu'il est composé des 3 bandhas : *Jâlandhara, Uddîyâna et Mûla bandhas.* Vous pouvez amplifier encore les effets en y ajoutant *Shâmbavî mudrâ.* Alternez ce bandha avec la concentration statique sur la stabilité.

(N° 46) – AKASHI MUDRÂ ★★★

△ En inspirant doucement en Ujjâyî, amenez lentement votre tête en arrière, sans excès. Maintenez la dans cette position et pratiquez Ujjâyî prânâyâma en y ajoutant *Khecarî mudrâ*, la langue repliée sur le palais supérieur, ainsi que *Shâmbavî mudrâ.*

Dans cette position, concentrez-vous à Âjnâ chakra. Pratiquez ainsi quelques respirations.

Ensuite, ramenez lentement la tête, enlevez tous les bandhas et mudrâs et restez intériorisé.

Concentrez-vous alors sur la stabilité du citta dans cette position pendant quelques instants, sans vous préoccuper de la respiration, puis recommencez éventuellement tout le processus. En ajoutant un cycle à chaque séance, vous pourrez aller jusqu'à 5 cycles.

Procédez prudemment. En cas de vertiges, contractez fortement le *Mûla bandha* et revenez. Si vous ne pouvez pas éviter le vertige, abandonnez cette pratique.

La rétention de souffle à vide, Shunyaka, le prânâyâma de l'Abeille et les pratiques avec Shâmbavî mudrâ conviennent parfaitement pour la concentration sur Âjnâ ou sur le Lotus aux mille pétales, au-dessus de la tête. Nous aborderons d'autres pratiques dans les chapitres suivants.

Nous perfectionnerons la stabilité du citta et l'égalité d'âme, dans le fascicule suivant consacré au silence mental.

15

INTRODUCTION À L'ESPACE
INTÉRIEUR, *CHIDÂKASH*

L'espace intérieur, *Chidâkash*

Chidâkash dhâranâ est une discipline tantrique autour de la vision de l'écran et de l'espace intérieur.

Nous entendons par cela une concentration visuelle sur ce que l'on voit quand nous avons les yeux fermés dans l'espace de la tête. En considérant ces impressions visuelles devant soi, nous pouvons nous représenter la cavité intérieure du front comme un écran ou un espace.

N° 106 – L'ESPACE INTÉRIEUR EN PALMING ★★★

Frottez vigoureusement vos paumes l'une contre l'autre pendant quelques instants pour les dynamiser, puis appliquez-les en coupole sur chacun de vos yeux, sans les toucher et en éliminant le passage de la lumière. Fermez les yeux, laissez-les absorber toute la vitalité des mains et concentrez-vous sur la vision de l'obscurité et la détente oculaire et mentale.

Recommencez tout le processus une ou deux fois.

N° 107 – L'ESPACE INTÉRIEUR AVEC BHOOCHARÎ MUDRÂ[1], LE MUDRÂ DU VIDE ★★★

Tendez le bras devant vous, fermez la main et levez le pouce. Puis concentrez-vous quelques instants sur l'ongle du pouce et enlevez la main. Maintenez ensuite votre esprit sur la perception de ce point dans le vide devant vous et élargissez ensuite votre perception visuelle à tout l'espace devant vous, le plus grand possible, sans accrocher le regard à aucun objet.

Pratiquez cette mudrâ, les yeux ouverts, et prenez conscience de l'es-

---

1. Bhoochari mudrâ : voir N° 39.

pace vide devant vous, sans accrocher aucun objet, puis fermez les yeux et continuez de visualiser et sentir ce même espace à l'intérieur de *Chidâkâsh.*

N° 108 – L'ESPACE FRONTAL APRÈS KÂPÂLABHÂTI

Pratiquez Kapâlabhâti prânâyâma, de 30 à 50 respirations, puis, dans la rétention à vide, concentrez-vous visuellement sur l'écran ou l'espace frontal de Chidâkâsh. Concentrez-vous sur ce que vous voyez avec les yeux fermés, sans images et sans pensées. Prolongez quelques instants cette concentration avant de recommencer éventuellement une autre série.

VARIANTE : KAPÂLABHÂTI ET L'ESPACE FRONTAL LOIN-TAIN

Vous pouvez aussi profiter de la rétention à vide qui suit la respiration du Soufflet pour visualiser l'espace frontal lointain. Dans cet exercice, efforcez-vous de repousser l'écran ou l'espace frontal à 50 cm environ, en vous aidant de votre imagination.

N° 109 – KAPÂLABHÂTI ET L'ESPACE SUPÉRIEUR DE LA TÊTE

Profitez de la rétention à poumons vides qui suit la pratique de Kapâlabhâti pour vous concentrer sur la visualisation de l'espace intérieur dans la partie supérieure de la tête au niveau du front, juste en dessous du sommet du crâne. Visualisez l'espace omnidirectionnel en vous positionnant à ce niveau.

Prolongez cette concentration pendant quelques instants après le prânâyâma.

N° 110 – CHIDÂKÂSH COMPLET APRÈS KAPÂLABHÂTI ★★★

Après la réalisation des soufflets, pendant la rétention à vide, visualisez l'espace de la tête dans toutes les directions.

Prolongez cette concentration pendant quelques instants après le prânâyâma.

N° 111 – L'ESPACE FRONTAL LOINTAIN ET L'ESPACE AR-RIÈRE EN RESPIRATION CARRÉE

Pratiquez la respiration carrée. Puis fermez les yeux et intériorisez vous dans la tête.

△▲ Inspir et kumbhaka : visualisation de l'espace frontal au-delà du front à 50 cm.

▽▼ Expir et shunyaka : visualisation de l'espace arrière.

On peut aussi choisir de doubler les rétentions par rapport à la durée de l'inspir ou de l'expir. Cela donnerait, par exemple, 5 – 10 – 5 – 10 avec 5 secondes pour l'inspir et pour l'expir, et 10 secondes pour les deux rétentions.

Prolongez cette concentration pendant quelques instants après le prânâyâma.

VARIANTE EN RESPIRATION TRIANGULAIRE

Pratiquez la respiration triangulaire à vide. Puis fermez les yeux et intériorisez vous dans la tête.

△ Inspir : visualisez l'espace frontal.

▽ Expir : visualisez l'espace arrière.

▼ Suspendez le souffle à vide et maintenez la concentration sur l'espace arrière.

Prolongez cette concentration pendant quelques instants après le prânâyâma.

Cette respiration génère un grand calme intérieur.

N° 112 – CHIDÂKASH AVEC LA RESPIRATION CARRÉE

Pratiquez la respiration carrée. Puis fermez les yeux et intériorisez vous dans la tête.

Dans les rétentions, visualisez l'espace intérieur de la tête dans toutes les directions.

Prolongez cette concentration pendant quelques instants après le prânâyâma.

16

INTRODUCTION AU CONTRÔLE DES PENSÉES

Le contrôle des pensées par la respiration

N° 113 – BHOOCHARÎ MUDRÂ[1] ET LES PENSÉES ★★★

Chidâkâsh apporte le vide spatial, le vide de la substance ; *Bhoochari mudrâ*, le vide psychologique.

Concentrez-vous d'abord sur le **point** vide, sans contenu, d'abord les yeux ouverts, puis les yeux fermés. Ensuite, pratiquez de la même façon avec un **espace** vide le plus grand possible. Poursuivez avec les yeux fermés.

Chaque fois qu'une pensée s'introduit en vous, retournez au vide sans réaction. Développez ainsi votre équanimité.

C'est un exercice particulièrement efficace.

N° 114 – LA RESPIRATION CARRÉE ET LES PENSÉES ★★★

Installez-vous dans la position de concentration. Puis commencez la pratique de la respiration carrée.

Lorsque vous aurez atteint votre pratique de croisière, introduisez Mûla bandha, la contraction de la base, dans les deux rétentions.

Tout en continuant la respiration carrée, rassemblez votre concentration, puis concentrez-vous dans Chidâkâsh et la vigilance intérieure. Ne permettez pas aux pensées de venir.

Après un moment, terminez votre exercice de respiration et continuez le contrôle des pensées pendant une dizaine de minutes.

---

1. Bhoochari mudrâ : voir N° 39 et N° 107.

N° 115 – LE RÉÉQUILIBRAGE DES CERVEAUX ET LES PENSÉES ★★★

Concentrez-vous sur le cerveau et séparez le cerveau gauche et le cerveau droit.

Commencez la respiration Ujjâyî et égalisez la durée de l'inspir et de l'expir.

△ Inspir : visualisez et ressentez le cerveau gauche.

▽ Expir : visualisez et ressentez le cerveau droit.

△ Inspir : visualisez et ressentez le cerveau droit.

▽ Expir : visualisez et ressentez le cerveau gauche.

Cela constitue un cycle. Pratiquez une dizaine de cycles.

Ensuite, placez-vous au centre de Chidâkâsh et observez les pensées en témoin.

Si les pensées reviennent de manière insistante, reprenez l'exercice de rééquilibrage des cerveaux, puis revenez au témoin des pensées.

N° 116 – SAMATÂ PRÂNÂYÂMA ET LES PENSÉES ★★★

Pratiquez le Samatâ prânâyâma en égalisant l'inspir et l'expir.

Simultanément, soyez le témoin de vos pensées.

Au bout d'un moment, délaissez le contrôle de la respiration tout en continuant l'observation des pensées.

N° 117 – SÂVITRÎ PRÂNÂYÂMA ET LA CONSCIENCE DE SOI ★★★

Centrez-vous à Âjnâ et commencez la respiration rectangulaire ou encore la respiration triangulaire à vide. Lorsque le rythme est bien maîtrisé, associez-y dans la ou les rétentions une courte concentration sur la conscience ou la présence de soi.

Puis concentrez-vous sur Chidâkâsh dans l'état de non-pensée et sur la vigilance intérieure.

17

INTRODUCTION AUX KRIYÂS

La technique du kriyâ

Le kriyâ est une technique de manipulation consciente du prâna, associée à une concentration, dans le corps physique subtil ou corps prânique. Cette manipulation peut prendre plusieurs formes :

◊ Le parcours. Il consiste à créer un mouvement du prâna entre un point énergétique et un autre ou une zone du corps prânique. C'est le plus fréquent.

◊ La « relation dynamique » entre deux points ou zones énergétiques afin de réaliser une fusion enrichie de type « dualité dynamique », définie comme deux points séparés tout en restant unifiés ou fusionnés.

◊ La manipulation du citta : son rééquilibrage, son expansion ou son expansion/contraction ou encore son élévation.

◊ Une combinaison de mudrâs et bandhas, de prânâyâma et de concentrations.

Constatons ici que le mouvement brise la rigidité de l'être, caractérisée par l'ego et les conditionnements. Les disciplines intérieures intégrant le mouvement ont en commun de favoriser la réceptivité, mais aussi de faciliter la concentration.

Ce mouvement du prâna s'effectue au début par la volonté et l'imagination, en synchronisation avec la respiration. Il peut aussi être accompagné d'un mantra, d'une visualisation, d'une posture particulière, d'une rétention de souffle, de mudrâs et bandhas ou de concentration sur un ou plusieurs centres ou zones énergétiques (chakras).

Le but du kriyâ est de manipuler prâna et citta ; cela engendre un changement de la conscience et de la condition intérieure du pratiquant.

La forme la plus puissante du kriyâ intervient quand on ressent concrètement le prâna en mouvement. Il est rapidement suivi par le mouvement spontané et automatique du prâna. Ce phénomène est de même nature que la répétition automatique du mantra.

Nous commencerons par quelques kriyâs de rééquilibrage.

Quelques rééquilibrages

La Dualité Dynamique (notée D/D) est une technique pour réaliser des relations entre deux centres énergétiques en prenant le support de la respiration.

 △ Inspir et concentration sur le centre A.

 ▽ Expir et concentration sur le centre B.

 △ Inspir et concentration sur le centre B.

 ▽ Expir et concentration sur le centre A.

Cela constitue un cycle.

Le kriyâ est lié au prâna et à la conscience. Dans la D/D comme dans le kriyâ, la bonne manière de procéder est de pratiquer comme si l'exercice ne finirait jamais, de se situer en dehors du temps. Par contre, contrairement au kriyâ, dans la D/D il n'y a pas de mouvement. La technique de la Dualité Dynamique est néanmoins plus facile.

Adoptez pour ces pratiques le Samatâ prânâyâma (N°65).

N° 118 – D/D : NUQUE / FRONT

Les deux parties de la tête, frontale et occipitale, correspondent à deux polarités opposées de l'énergie interne ; elles correspondent aus-si à la partie la plus ancienne de l'évolution (arrière et profonde) et la plus récente (frontale et corticale).

L'égalisation de ces deux zones permet d'éliminer la saturation men-tale et de se reconnecter à la dimension profonde du corps.

L'effet de tout rééquilibrage est la disparition des tensions et la réac-tivation des forces et des circuits qui étaient bloqués.

 △ Inspirez en vous concentrant sur l'ensemble du front.

 ▽ Expirez en vous centrant sur l'arrière de la tête et la nuque.

 △ Inspirez en restant sur l'arrière de la tête.

 ▽ Expirez avec le centrage sur le front.

Pratiquez une dizaine de cycles minimum, puis demeurez quelques instants détendu et réceptif.

N° 119 – D/D : NUQUE / PLEXUS SOLAIRE

Certains points ou zones du corps peuvent être mis en correspondance pour engendrer un rééquilibrage énergétique et psychique. Rappelons que la respiration doit être régulière, lente et silencieuse. Cependant, nous pourrons aussi la pratiquer en *Ujjâyî* (cf. N° 19) avec un son doux qui doit être parfaitement entendu par le pratiquant, mais inaudible pour d'autres qui seraient dans le voisinage. En *Ujjâyî*, on utilise un son d'autant plus doux que l'on recherchera l'intériorisation. Dans tous les cas, concentrez-vous sur l'uniformité du son.

Cet exercice enlève tout particulièrement les tensions nerveuses.

△ Inspirez lentement et concentrez-vous sur la nuque et l'arrière de la tête.

▽ Expirez et concentrez-vous sur le plexus solaire.

△ Inspirez et concentrez-vous sur le plexus solaire.

▽ Expirez et revenez à la nuque et l'arrière de la tête.

Pratiquez de 5 à 10 cycles.

Détendez-vous et centrez-vous.

Si vous souhaitez approfondir votre expérience, recommencez une série de cycles.

> *D'une façon générale, vous pouvez pratiquer avec les yeux ouverts ou fermés. Si votre attention s'approfondit, fermez les yeux, et si vous devez entreprendre une activité dynamique ensuite, terminez par une série de plusieurs cycles avec les yeux ouverts.*

N° 120 – D/D : CRÂNE + PÉRINÉE

△ Inspirez lentement et concentrez-vous sur la partie supérieure du crâne.

▽ Expirez et concentrez-vous sur le périnée.

△ Inspirez et concentrez-vous sur le périnée.

▽ Expirez et revenez à la partie supérieure du crâne.

Pratiquez de 5 à 10 cycles. Puis centrez-vous.

Le mental profond et la vigilance intérieure

Nous avons vu au chapitre 13 : ÂJNÂ, LE GUIDE ET L'INITIA-TEUR, la priorité de développement du chakra Âjnâ, et ce, en raison tout particulièrement de la force de notre subconscient. En effet, le chakra du Cœur est souvent très chargé de traumatismes liés à l'individualité (comme, par exemple, la non-reconnaissance dans l'enfance) et à l'amour (par exemple la perte d'un être cher), qui font partie des traumatismes les plus difficiles.

Le développement de l'Être conscient à Âjnâ est encore plus nécessaire dans une voie d'éveil de la Kundalinî.

Nous avons besoin de faire grandir d'abord notre capacité de conscience, de témoin et de nous assurer de la guidance intérieure de l'Être conscient.

N° 121 – KRIYÂ : BHRÛMADHYA ET L'ESPACE FRONTAL ★★★

△ Les yeux fermés, élevez le souffle à l'inspir, des narines jusque Bhrûmadhya, au milieu du front.

▽ À l'expir, visualisez l'espace frontal devant vous à partir de ce point.

Comme d'habitude, pratiquez une série de cycles, puis concentrez-vous.

N° 122 – KRIYÂ : NARINES ←→ BHRÛMADHYA (ANULOMA VILOMA) (frontal) ★★★

Bhrûmadhya

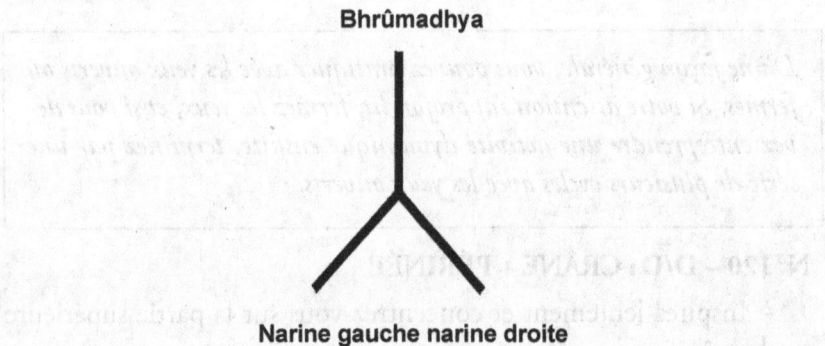

Narine gauche   narine droite

△ Inspirez par la narine gauche en élevant le souffle subtil jusque Bhrûmadhya.

▽ Expirez et faites descendre lentement le prâna de Bhrûmadhya vers la narine droite.

△ En inspirant, élevez le souffle par la narine droite jusque Bhrû-madhya.

▽ En expirant, redescendez le passage par la gauche.

N° 123 – KRIYÂ : ANULOMA VILOMA : NARINES ←→ BRAH-MARANDHRA (frontal) ★★★

Comparez ce kriyâ avec le précédent.

△ Inspirez régulièrement et élevez le prâna dans la narine gauche vers Bhrûmadhya, puis continuez le circuit frontal jusque Brah-marandhra, au sommet de la tête.

▽ Expirez lentement et redescendez par la narine droite.

△ Inspirez et montez de nouveau jusque Brahmarandhra par la narine droite.

▽ Expirez et descendez par la narine gauche.

N'hésitez pas à suspendre une ou deux secondes votre souffle à Brahmarandhra avant d'expirer.

N° 124 – KRIYÂ : ANULOMA VILOMA ET ÂJNÂ ★★★

Pratiquez pendant quelques instants la respiration alternée sans les mains jusqu'à ce qu'elle soit bien régulière. Puis enchaînez ainsi, en visualisant un canal subtil entre la narine et Âjnâ dans la tête.

△ Inspirez par la narine gauche et conduisez le souffle subtil jusque Âjnâ.

▽ Expirez et conduisez le prâna de Âjnâ vers la narine droite.

△ Inspirez par la narine droite jusque Âjnâ.

▽ Expirez de Âjnâ vers la narine gauche.

Continuez ainsi, puis intériorisez-vous à Âjnâ.

N° 125 – KRIYÂ : LA SURFACE INTERNE DU FRONT

△ Inspirez lentement à travers Bhrûmadhya, le point au milieu du front, et conduisez le prâna dans l'espace intérieur de la tête.

▽ Expirez tout aussi lentement et régulièrement et découvrez la surface interne du front, qui se courbe des yeux jusqu'au sommet du crâne.

Pratiquez 12 cycles ou davantage, puis concentrez-vous quelques instants sur l'écran ou l'espace frontal qui s'élève jusqu'au sommet du crâne.

N° 126 – KRIYÂ : LE BALAYAGE INTERNE DU CRÂNE ★★★

△ Inspirez lentement, en Samatâ prânâyâma[1] ou en Ujjâyî en visualisant dans un mouvement de balayage toute la surface interne du front et du crâne vers le haut, puis vers l'arrière jusqu'au niveau de la nuque.

▽ Expirez en visualisant et en ressentant tactilement la surface interne du crâne, de la nuque vers le front.

Au début, procédez par étapes :

◊ La première respiration, montez toute la surface interne du front et redescendez jusqu'aux narines en expirant.

◊ À la 2° respiration, parcourez la surface interne jusqu'au sommet du crâne.

◊ À la 3°, poursuivez jusqu'à l'arrière du crâne et revenez à l'expir au niveau de Trikutî.

Pratiquez 12 cycles du kriyâ complet, puis immobilisez-vous et contemplez l'ensemble de la surface interne du crâne en accentuant la vigilance intérieure.

N° 127 – KRIYÂ : NARINES ↔ BHRÛMADHYA (frontal) ★★★

Ici, nous visualiserons et réaliserons la circulation du prâna entre les narines et Bhrûmadhya. Cela conduit à l'intériorisation et au calme profond.

Placez toute votre attention à l'intérieur des narines que vous considérerez comme un centre subtil.

1. Samatâ prânâyâma (N° 45). Nous pouvons le pratiquer en Ujjâyî, si nous recherchons l'intériorisation ou sans Ujjâyî si nous recherchons le contact avec le prâna.

△ Inspirez lentement et visualisez le souffle subtil monter dans les deux narines, traverser Trikutî et poursuivre dans une nâdî située légèrement sous la peau, jusqu'au milieu du front à Bhrûmadhya.

▲ Suspendez un instant votre souffle et centrez-vous à Bhrûmadhya en regardant mentalement à travers ce point.

▽ Puis expirez et ramenez le prâna en sens inverse, de Bhrûmadhya vers les narines, en traversant Trikutî. Avec un peu de pratique, vous sentirez concrètement tout ce passage.

La respiration doit rester aussi lente et régulière que possible pour faire émerger la subtilité de l'esprit. Mais rien ne vous empêche de vous arrêter de temps à autre et de laisser revenir la respiration naturelle pourvu que vous conserviez la concentration. D'ailleurs, l'alternance du kriyâ et de la concentration statique se révèle fort efficace.

> *L'imagination éveille la sensation et la sensation conduit à l'expérience*

N° 128 – KRIYÂ : NARINES ↔ BRAHMARANDHRA ★★★

Visualisez une nâdî entre Trikutî et Brahmarandhra, en suivant la courbe du front et du crâne.

△ Inspirez le prâna par les narines et faites-le monter jusqu'au sommet du crâne en traversant Trikutî, Bhrûmadhya, et en suivant la ligne médiane du front et du crâne.

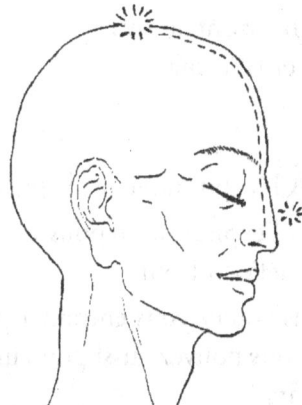

▽ À l'expir, revenez de Brahmarandhra jusqu'aux narines.

Cela constitue un cycle.

Effectuez progressivement plusieurs séries de 12 cycles entrecoupées de concentrations statiques sur la vigilance intérieure.

N° 129 – R.D. : LE TÉMOIN ET L'ESPACE FRONTAL LOINTAIN ★★★

Dans l'espace intérieur, concentrez-vous sur la position de témoin, détaché, observateur sans réaction vis-à-vis des informations qu'il reçoit. Il est celui qui regarde. Positionnez-vous comme témoin à Âjnâ chakra. Cela peut prendre plusieurs minutes. Une fois cela maîtrisé, commencez le kriyâ :

△ Inspir : concentrez-vous sur le témoin en le déplaçant vers l'arrière.

▽ Expir : concentrez-vous sur l'espace frontal que vous éloignez devant.

△ Inspir : continuez de scruter l'espace frontal.

▽ Expir : revenez au témoin vers l'arrière de la tête.

Effectuez une dizaine de cycles ou davantage. Terminez par une concentration statique avec la position de témoin.

N° 130 – KRIYÂ : ÂJNÂ ←→ BHRÛMADHYA ★★★

Parcourez le passage subtil entre Bhrûma-dhya et Âjnâ.

Concentrez-vous sur la nâdî horizontale entre Âjnâ et Bhrûmadhya.

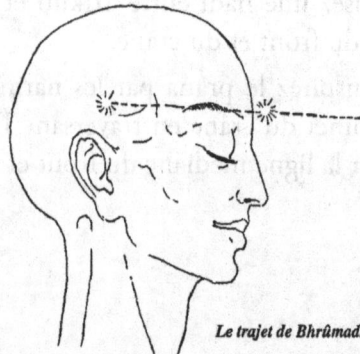

Le trajet de Bhrûmadhya-Âjnâ

△ À l'inspir, ramenez le prâna vers Âjnâ.

▽ À l'expiration, repoussez le prâna de Âjnâ vers Bhrûmadhya et au-delà du front.

Si vous voulez vous entraîner pour la vie active, gardez les yeux ouverts. Vous pouvez aussi poursuivre par un centrage statique sur l'axe horizontal.

N° 131 – D/D : ÂJNÂ + BHRÛMADHYA ★★★

△ Inspirez avec un centrage à Bhrûmadhya, au milieu du front.

▽△ Expir / inspir : centrage à Âjnâ.

▽ Expirez et revenez à Bhrûmadhya.

Équilibrer bien la partie gauche et la partie droite.

N° 132 – VARIANTE, LA VIBRATION AUM DANS LE FRONT ★★★

Imaginez une fleur comme celle du Lys ou du Liseron, avec son cœur à Âjnâ et sa corolle au niveau du front.

△ Inspirez régulièrement, uniformément, en restant centré à Âjnâ.

▽ À l'expir, dirigez-vous vers Bhrûmadhya tout en visualisant l'ouverture de la corolle ou une expansion énergétique au niveau du front.

▼ Petite suspension à vide en prolongeant votre concentration.

VARIANTE : LA VIBRATION DE L'AUM DANS LE FRONT ★★★

△ Inspir : concentration à Âjnâ.

▽ Expir : l'AUM vibre de Âjnâ vers Bhrûmadhya puis sur tout le front.

▼ Dans le shunyaka prolongez votre concentration.

N° 133 – KRIYÂ : LA RELAXATION DE L'ARRIÈRE DE LA TÊTE ★★★

△ À l'inspir, conduisez le prâna de Bhrûmadhya jusque Âjnâ.

▽ À l'expir, faites résonner l'AUM à partir d'Âjnâ sur toute la zone postérieure externe du crâne en allant jusqu'au pourtour des oreilles et autour du Centre de la nuque, puis sur l'ensemble de la nuque jusqu'aux épaules. Pratiquez une dizaine de cycles minimum.

N° 134 – KRIYÂ : L'OUVERTURE DE LA COROLLE DE BRAH-MARANDHRA ★★★

△ Inspirez régulièrement, uniformément, en restant centré à Âjnâ.

▽ À l'expir, élevez le prâna vers le sommet du crâne, Brahmarandhra, tout en visualisant l'ouverture de la corolle ou une expansion vibratoire au niveau du sommet du crâne.

▼ Petite concentration en suspension à vide.

N° 135 – KRIYÂ : LE SILENCE ★★★

Dans les kriyâs de cette série, vous pouvez atteindre une détente exceptionnelle, ou entrer dans des états de méditation.

Pratiquez tranquillement, et recherchez la subtilité dans les sensations.

Ici, le pranava AUM, est associé à l'inspir et à l'expir.

△ En inspirant, conduisez le souffle subtil avec le son des voyelles, des narines jusque Trikutî.

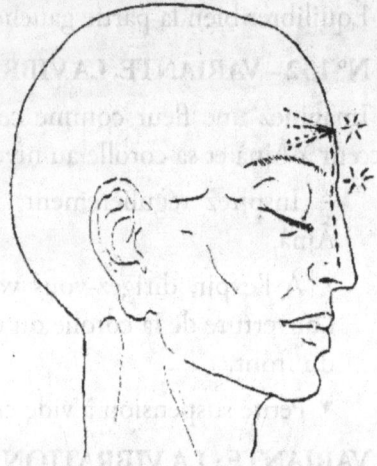

▽ En expirant le plus lentement possible, faites vibrer le son nasal sur le parcours de Trikutî vers Bhrûmadhya, puis entrez dans l'espace intérieur de la tête et propagez cette vibration dans tout Chidâkâsh.

Poursuivez ce mouvement pendant 12 cycles, puis écoutez la vibration qui se prolonge d'elle-même et nous conduit au silence intérieur.

Terminez toujours votre kriyâ par une concentration statique pour assimiler et intensifier les effets.

Vous pouvez considérer le kriyâ :

◆ *Comme un support à votre attention,*

◆ *Comme une préparation à la concentration immobile et au silence intérieur.*

◆ *Une authentique porte pour l'expérience intérieure.*

La vibration du prâna dans le cœur

Assurez-vous de bien maîtriser les exercices du chapitre 11, Introduction à la subtilité.

(N° 71) – LA RESPIRATION DE L'ABEILLE ET LE SON DANS L'ESPACE DU CŒUR ★★★

Pratiquez la respiration de l'Abeille, Bhrâmarî. Quand vous serez bien immergé dans le pouvoir du son, concentrez-vous dans la poitrine et faites résonner le son dans tout cet espace.

N° 136 – D/D : EXPANSION NARINES + NASIKÂGRA MUDRÂ ★★★

△ À l'inspir, concentrez-vous sur les deux narines et réalisez leur expansion.

▽ À l'expir, concentrez-vous sur le centre du bout du nez, Nasikâgra.

△ À l'inspir, concentrez-vous sur Nasikâgra.

▽ À l'expir, concentrez-vous sur les deux narines et leur expansion.

Ce kriyâ peut constituer une bonne introduction à une méditation sur le cœur ou sur Mûlâdhâra.

N° 137 – D/D : ESPACE NARINES + ESPACE POITRINE ★★★

△ À l'inspir, concentrez-vous sur l'espace des deux narines.

▽ À l'expir, concentrez-vous sur l'espace de la poitrine.

△ À l'inspir, concentration sur l'espace de la poitrine.

▽ À l'expir, concentration sur l'espace des narines.

Vous pouvez ajouter la vibration AUM à l'expir.

N° 138 – KRIYÂ : NARINES ←→ ESPACE POITRINE ★★★

Respirez régulièrement, uniformément.

△ Inspirez lentement en faisant circuler le prâna des narines vers la gorge, la trachée puis vers l'espace de la poitrine.

▲ Petite suspension et courte concentration dans l'espace de la poitrine.

▽ À l'expir, empruntez le chemin inverse avec le prâna, de la poitrine jusqu'aux narines.

▼ Petite suspension avec court centrage dans l'espace des narines.

N° 139 – KRIYÂ : LA COROLLE FRONTALE ★★★

△ Inspirez régulièrement en restant centré dans le chakra du cœur, Anâhata.

▲ Courte suspension de quelques secondes.

▽ À l'expir, visualisez la corolle d'une fleur qui s'ouvre à l'avant de la poitrine.

▼ Prolongez la concentration dans une suspension du souffle.

N° 140 – KRIYÂ, LA DOUBLE ÉLÉVATION ★★★

Centrez-vous dans le chakra du cœur.

△ En inspirant lentement, visualisez et ressentez un mouvement ascendant du prâna traverser le chakra.

▲ Courte suspension de quelques secondes.

▽ En expirant, reprenez le même mouvement ascendant du prâna au niveau de Anâhata, dans le canal central, Sushumnâ.

L'éveil de Sushumnâ et des chakras

N° 141 – KRIYÂ : LA LEMNISCATE ★★★

Concentrez-vous dans Sushumnâ, puis descendez à sa base, au chakra Mûlâdhâra.

Restez à Mûlâdhâra et créez une courbe horizontale en forme de lemniscate dont le centre est situé au chakra. Formez ainsi 10 lemniscates en partant de la gauche et autant en partant de la droite.

Puis élevez votre centre et placez-vous au chakra Swâddhisthâna. Formez de la même manière 10 lemniscates en partant de la gauche et 10 lemniscates en partant de la droite.

Procédez ainsi pour chaque chakra : Manipura, au niveau du plexus solaire, Anâhata, dans la poitrine, Vishuddha à la base de la gorge, Âjnâ, dans la tête et Brahmarandhra au sommet du crâne.

Puis pratiquez de la même manière en descendant tous les chakras. Terminez par une concentration sur Sushumnâ.

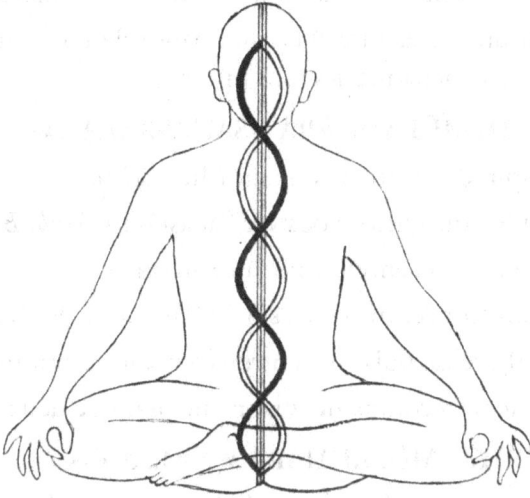

Les 3 nâdîs : Sushumnâ, Idâ et Pingalâ

(N° 48) – ASHWINÎ MUDRÂ ET LA CONCENTRATION DANS SUSHUMNÂ ★★★

Nous avons vu la pratique d'Ashwinî mudrâ. Lorsqu'elle est maîtrisée, augmentez jusqu'à 108 contractions/relaxations. Dans la concentration qui suit, concentrez-vous dans Sushumnâ. Répétez tout le cycle deux ou trois fois.

(N° 86) – PRÂNÂYÂMA AVEC LES TROIS BANDHAS ★★★

△ Inspirez complètement, en 5 secondes, par exemple, et suspendez le souffle 1 seconde.

▽ Expirez en 10 secondes.

Puis, dans l'ordre, fléchissez la tête et prenez le Jâlandhara bandha puis appuyez avec les mains sur les cuisses pour réaliser Uddîyâna bandha, puis activez Mûla bandha. Ce sont les trois bandhas que vous garderez tout le temps de la rétention à vide.

▼Retenez le souffle à vide pendant 15 secondes en fermant bien la glotte, avec les trois bandhas tout en vous concentrant sur Sushumnâ. Égalisez bien les deux hémicorps.

△ À la fin de shunyaka, relâchez, dans l'ordre inverse où vous les avez pris : Mûla bandha, puis Uddîyâna (relâchez le ventre), puis Jâlandhara (levez la tête). Expirez un peu pour débloquer le souffle, puis réinspirez tranquillement en 5 secondes.

Cela forme un cycle. Effectuez une pause de concentration entre chaque cycle ou enchaînez-les sans interruption.

N° 142 – D/D : MÛLÂDHÂRA + SAHASRÂRA ★★★

△ À l'inspir, concentrez-vous sur Mûlâdhâra.

▽ À l'expir, concentrez-vous sur Sahasrâra + *Mûla B.*

△ À l'inspir,, concentrez-vous sur Sahasrâra.

▽ À l'expir, concentrez-vous sur Mûlâdhâra + *Mûla B.*

Pratiquez 10 cycles, puis concentrez-vous sur Sushumnâ.

Éventuellement, recommencez la même pratique deux ou trois fois.

N° 143 – KRIYÂ : MÛLÂDHÂRA ←→ AJNÂ ★★★

Concentrez-vous à Mûlâdhâra. Puis, visualisez le canal central, Sushumnâ, de Mûlâdhâra à Âjnâ, pendant quelques instants.

Ensuite, commencez le kriyâ :

△ À l'inspir, élevez le prâna, de Mûlâdhâra jusque Âjnâ.

▲ Petite suspension et courte concentration à Âjnâ.

▽ À l'expir, faites descendre le prâna dans Sushumnâ jusque Mûlâdhâra.

▼ Petite suspension avec court centrage dans Mûlâdhâra.

Pratiquez 10 à 12 cycles, puis concentrez-vous sur Sushumnâ. Éventuellement, recommencez la même pratique deux ou trois fois.

N° 144 – KRIYÂ : MÛLÂDHÂRA ←→ SAHASRÂRA ★★★

Concentrez-vous à Mulâdhâra. Puis, visualisez le canal central, Sushumnâ, de Mûlâdhâra à Sahasrâra, pendant quelques instants.

Ensuite, commencez le kriyâ :

△ À l'inspir, élevez le prâna de Mûlâdhâra à Sahasrâra.

▲ Petite suspension et centrage à Sahasrâra.

▽ À l'expir, ramenez le prâna à Mûlâdhâra.

▼ Petite suspension et centrage dans Mûlâdhâra.

Pratiquez 10 cycles, puis concentrez-vous sur Sushumnâ. Éventuellement, recommencez la même pratique deux ou trois fois.

N° 145 – KRIYÂ : MÛLÂDHÂRA ↔ SAHASRÂRA EN RESPIRATION CARRÉE ★★★

Concentrez-vous à Mulâdhâra. Puis, visualisez le canal central, Sushumnâ, de Mûlâdhâra à Sahasrâra, pendant quelques instants.

Ensuite commencez la respiration carrée, par exemple 6:6:6:6, en Ujjâyî, avec *Khecarî mudrâ*.

△ À l'inspir, élevez le prâna : de Mûlâdhâra jusque Sahasrâra.

▲ Suspension en 6 secondes et concentration à Sahasrâra avec un demi *Mûla bandha*.

▽ À l'expir, ramenez le prâna à Mûlâdhâra en 6 secondes.

▼ Suspension du souffle avec centrage dans Mûlâdhâra avec un demi *Mûla bandha,* en 6 secondes.

Pratiquez 10 cycles, puis concentrez-vous sur Sushumnâ.

Éventuellement, recommencez la même pratique deux ou trois fois.

ANNEXE
CONSTRUISEZ VOTRE PROGRAMME

Trois étapes dans l'apprentissage

Nous avons découvert et expérimenté les différents éléments d'une nouvelle discipline. Mais comme dans toute construction d'un puzzle, nous devons dégager une méthode et organiser notre progression.

Nous proposons ici un exemple de progression. Il vous incombera de l'adapter plus précisément à votre motivation, vos capacités et à vos objectifs.

PREMIÈRE ÉTAPE : 2 à 6 mois

Construisez votre séance avec éventuellement un exercice de chaque groupe en respectant l'ordre. Les rythmes qui sont donnés correspondent à l'objectif final.

◊ Travaillez la posture assise tous les jours

◊ Intégrez la respiration complète à chaque séance.

◊ Intégrez autant que possible un exercice de chaque groupe.

☞ **La respiration et les bandhas**

PREMIER GROUPE

N° 8 – La respiration abdominale

N° 9 – La respiration complète

N° 24 – La respiration triangulaire + Kumbhaka avec le rythme 8 : 8 : 8

N° 16 – La respiration triangulaire de relaxation avec le rythme 8 : 8 : 8

N° 19 – La respiration carrée, en Ujjâyî, avec la Khecari mudrâ

La respiration carrée (1 : 1 : 1 : 1), rythme 6 : 6 : 6 : 6

DEUXIÈME GROUPE

N° 30 – La respiration des quatre visages : Brahma ou Caturmukhi prânâyâma

N° 31 – Kâpâlabhâti claviculaire

N° 29 – Kâpâlabhâti, le soufflet 2 séries de 108 fois

TROISIÈME GROUPE

N° 48 – La pratique d'Ashwinî mudrâ avec 2 séries de 108 fois

QUATRIÈME GROUPE

N° 50 – Uddiyâna bandha avec 1 série de 3 fois

CINQUIÈME GROUPE

N° 21 – La respiration alternée, Nâdî Shodana avec les rythmes progressifs 8 : 8 puis 7 : 14 puis 5 : 10 : 10

SIXIÈME GROUPE

N° 62 – La respiration du parfum

N° 63 – Les sensations dans les narines

N° 64 – L'expansion des narines

N° 19 – Ûjjayî prânâyâma

N° 20 – Ujjâyî en Jalandhara bandha

N° 71 – La respiration de l'Abeille : Bhramari prânâyâma

N° 41 – Shâmbavî, Bhoochari et Agochari mudrâs

N° 42 – Préparation à Shambavi mudrâ

☞ **Le travail sur la pensée et le mental intérieur**

SEPTIÈME GROUPE

◆ Les exercices de relaxation des yeux

N° 113 – Bhoochari mudrâ et les pensées

N° 114 – La respiration carrée et les pensées

N° 115 – D/D : le rééquilibrage des cerveaux et les pensées

N° 106 – Le palming et l'espace intérieur

N° 107 – Bhoochari, le mudrâ du vide et Chidakash

Variante 2 : L'espace vide

HUITIÈME GROUPE

N° 95 – La découverte du citta mental

N° 118 – D/D : nuque + front

N° 119 – D/D : nuque + plexus solaire

N° 120 – D/D : crâne + périnée

N° 121 – Kriyâ : Bhrûmadhya et l'espace frontal

N° 122 – Kriyâ : Anuloma Viloma et Bhrûmadhya) (frontal)

N° 127 – Le trajet narines ←→ Bhrûmadhya (frontal)

DEUXIÈME ÉTAPE : 2 à 6 mois

Construisez votre séance avec éventuellement un exercice de chaque groupe en respectant l'ordre des groupes. Les rythmes qui sont donnés correspondent à l'objectif final.

◊ Maîtrisez le demi-lotus ou une autre pose assise.

◊ Intégrez autant que possible un exercice de chaque groupe.

☞ **La respiration et les bandhas**

PREMIER GROUPE

N° 57 – Uddiyâna B. + Nauli central

N° 53 – Uddiyâna bandha + Jalandhara bandha

N° 54 – Uddiyâna bandha + Mûla bandha

N° 55 – Uddiyâna B. + Ashwinî mudrâ.

N° 52 – Agnisâra Dhauti 2 séries de 30 fois

DEUXIÈME GROUPE

N° 29 – Kâpâlabhâti, le soufflet 3 séries de 108 fois

N° 29 – Kapâlabhâti et Bhrûmadhya

N° 97 – Kapâlabhâti et la stabilité du citta

N° 108 – Kapâlabhâti et l'espace frontal

Variante : l'espace frontal lointain

N° 36 – Bhastrika prânâyâma : 1 série de 108 fois

TROISIÈME GROUPE

N° 48 – La pratique d'Ashvini mudrâ 2 séries de 108 fois

N° 48 – Chapitre 13, La pratique D'ashvini mudrâ et Bhrûmadhya

QUATRIÈME GROUPE

N° 50 – Uddiyâna bandha 1 2 séries de 3 fois

CINQUIÈME GROUPE

N° 19 – La respiration carrée, en Ujjâyî, avec la Khecarî mudrâ 8:8:8:8

N° 87 – La respiration carrée et Bhrûmadhya

N° 22 – Nâdî Shuddhi prânâyâma supérieur, 12:6:12:6

N° 24 – La respiration triangulaire + Kumbhaka 10:10:10 + concentration

SIXIÈME GROUPE

N° 21 et 83 – La respiration alternée, Nâdî Shodana avec Kumbhaka Rythme 4:16:8

SEPTIÈME GROUPE

N° 20 – Ujjâyî en Jalandhara bandha 10:10

N° 16 – La respiration triangulaire de relaxation 10:10:10 + concentration

N° 56 – Prânâyâma triangulaire (Shunyaka) + ½ Uddiyâna bandha 10:10:10

N° 94 – Prânâyâma triangulaire (Shunyaka) + Mûlâdhâra

HUITIÈME GROUPE

N° 60 – Sûrya prânâyâma mudrâ (Sâvitrî prânâyâma)

N° 42 – Shambavi mudrâ 2 minutes

N° 104 – Shunyaka et Shâmbavî mudrâ

N° 103 – La respiration carrée et Shâmbavî mudrâ

N° 98 – Kapâlabhâti, Shâmbavî et Mûla bandhas

☞ **Le travail sur la pensée et le mental intérieur**

NEUVIÈME GROUPE

N° 43 – Nasikâgra mudrâ et Samatâ prânâyâma : 2 minutes

N° 46 – Akashi mudrâ (citta ou ajna)

DIXIÈME GROUPE

Continuez de vous entraîner dans l'observation des pensées et augmentez la durée des moments de non-pensée.

N° 113 – Bhoochari mudrâ et les pensées

N° 114 – La respiration carrée et les pensées

N° 115 – D/D : Le rééquilibrage des cerveaux et les pensées

N° 116 – Samatâ prânâyâma et les pensées

ONZIÈME GROUPE

Dans ces deux derniers groupes, recherchez la subtilité dans les sensations pour induire dans le mental un état de profonde réceptivité et intériorisation.

N° 67 – Aum et la respiration

N° 72 – La respiration de l'abeille : le son à l'inspir et à l'expir

Variante – l'Abeille avec concentration

N° 64 – L'expansion des narines

N° 68 – Samatâ prânâyâma et Aum

N° 66 – Samatâ prânâyâma et la suspension du souffle

N° 43 – Nasikâgra mudrâ et Samatâ prânâyâma

N° 75 – La courbe parfaite

DOUZIÈME GROUPE

N° 121 – Kriyâ : Bhrûmadhya et l'espace frontal

N° 122 – Kriyâ : Anuloma Viloma et Bhrûmadhya) (frontal)

N° 127 – Le trajet narines ←→ Bhrûmadhya (frontal)

N° 125 – Kriyâ : la surface interne du front

N° 126 – Kriyâ : Le balayage interne du crane

N° 129 – D.D. : Le témoin et l'espace frontal lointain

N° 130 – Kriyâ : Âjnâ ←→ Bhrûmadhya

N° 131 – D/D : Âjnâ + Bhrûmadhya (variante)

TROISIÈME ÉTAPE : 2 à 6 mois

Construisez votre séance avec éventuellement un exercice de chaque groupe en respectant l'ordre des groupes. Les rythmes qui sont donnés correspondent à l'objectif final.

◊ Maîtrisez le demi-lotus ou une autre pose de méditation. Le Lotus reste toujours un idéal que les personnes souples peuvent rechercher.

◊ Intégrez autant que possible un exercice de chaque groupe.

☞ **La respiration et les bandhas**

PREMIER GROUPE

N° 48 – La pratique d'Ashwinî mudrâ 3 séries de 108 fois

DEUXIÈME GROUPE

N° 50 – Uddiyâna bandha 1 à 2 séries de 3 fois ou davantage

N° 51 – Agnisâra Dhauti : 2 séries de 50 fois ou davantage

N° 57 – Uddiyâna B. + Nauli central : 3 fois ou davantage :

Nauli complet : perfectionnement avec nauli gauche et droit puis complet. Si nauli complet, 2 à 3 séries de 20 rotations lévogyres, puis 2 à 3 séries dextrogyres.

TROISIÈME GROUPE

N° 29 – Kâpâlabhâti, le soufflet 3 séries de 108 fois

N° 34 – Kâpâlabhâti, menton levé

N° 88 – Kapâlabhâti et Âjnâ

N° 110 – Kapâlabhâti et le Chidâkâsh complet

N° 109 – Kapâlabhâti et l'espace supérieur de la tête

N° 36 – Bhastrika prânâyâma (niveau abdomen) 1 série de 108 fois

QUATRIÈME GROUPE

N° 21 et 83 – La respiration alternée, Nâdî Shodana rythme 5 : 20 : 10 ou davantage si on envisage de l'utiliser comme méditation.

CINQUIÈME GROUPE

N° 89 – La respiration triangulaire et Âjnâ

N° 58 – Tribandha + Shunyaka

N° 58 et 94 – Tribandha + Shunyaka + Ajna ou Mûlâdhâra

N° 61 – Prâna mudrâ (Shakti, Mûlâdhâra)

☞ **Le travail sur la pensée et le mental intérieur**

SIXIÈME GROUPE

N° 42 – Shambavi mudrâ : 3 minutes ou 5 minutes si on envisage de l'utiliser comme méditation. Une fois maîtrisée, allongez la durée progressivement.

N° 93 – Shâmbavî mudrâ et Âjnâ

SEPTIÈME GROUPE

N° 111 – Respiration carrée + l'espace frontal lointain et l'espace arrière

Variante en respiration triangulaire

N° 112 – La respiration carrée et Chidakash

N° 91 – Samavritti prânâyâma et Âjnâ

HUITIÈME GROUPE

N° 67 – Aum et la respiration

N° 68 – Samatâ prânâyâma et Aum

N° 66 – Samatâ prânâyâma et la suspension du souffle

(N° 43) Ch. 11 – Nasikâgra mudrâ et Samatâ prânâyâma

N° 75 – La courbe parfaite

N° 76 – Le mouvement dans l'immobilité

N° 77 – L'inspir dans l'expir et l'expir dans l'inspir

N° 90 – Samatâ prânâyâma et Âjnâ

N° 136 – D/D : Expansion narines + Nasikâgra mudrâ

N° 137 – D/D : Espace narines + espace poitrine

N° 72 – La respiration de l'abeille : le son à l'inspir et à l'expir

Variante – l'abeille avec concentration

N° 92 – Le prânâyâma de l'abeille et Âjnâ

N° 72 – L'abeille et le son dans l'espace du cœur

☞ **Le perfectionnement des kriyas, dans l'esprit de méditation**

NEUVIÈME GROUPE

N° 123 – Anuloma Viloma : narines ←→ Brahmarandhra

N° 124 – Kriyâ : Anuloma Viloma et Âjnâ

N° 125 – Kriyâ : la surface interne du front

N° 126 – Kriyâ : le balayage interne du crane

N° 127 – Le trajet narines ←→ Bhrûmadhya (frontal)

N° 128 – Kriyâ : narines ←→ Brahmarandhra

N° 129 – D.D. : Le témoin et l'espace frontal lointain

N° 130 – Kriyâ : Âjnâ ←→ Bhrûmadhya

N° 131 – D/D : Âjnâ + Bhrûmadhya (variante)

N° 132 – Kriyâ : l'ouverture de la corolle d'âjnâ

Variante : la vibration du Aum dans le front

N° 133 – Kriyâ : la relaxation de l'arrière de la tête

N° 134 – L'ouverture de la corolle de Brahmarandhra

N° 135 – Kriyâ : le silence

N° 136 – kriyâ : narines ⟷ espace poitrine

N° 139 – Kriyâ : la corolle frontale

N° 140 – Kriyâ : l'élévation

☞ **L'éveil de Sushumnâ et des chakras**

DIXIÈME GROUPE

N° 141 – Kriyâ : le lemniscate

N° 54 – La pratique d'Ashwinî mudrâ et la concentration dans Sushumnâ

N° 105 – Le prânâyâma avec les trois bandhas

N° 142 – D/D : Mûlâdhâra + Sahasrâra

N° 143 – Kriyâ : Mûlâdhâra ⟷ Âjnâ

N° 144 – Kriyâ : Mûlâdhâra ⟷ Sahasrâra en respiration carrée

N° 145 – Kriyâ : Mûlâdhâra ⟷ Sahasrâra

QUATRIÈME ÉTAPE

Les pratiques sont supposées être maîtrisées. Vient alors le temps exclusif de la méditation :

◊ Dans la croissance de la conscience-force (prâna masculin), avec des longs kumbhakas accompagnés de concentration, ou avec des shunyakas longs et Uddîyâna bandha avec des concentrations.

◊ Dans la subtilité et la sensibilité de la conscience (prâna féminin) avec des respirations subtiles, ou des kriyâs.

Dans cette étape, les représentations, intentions et concentrations sont fondamentales.

Construisez chaque jour votre séance en continuant de respecter l'ordre des groupes que vous choisissez.

Ou bien pratiquez selon vos envies et vos besoins.

BONNE PRATIQUE!

CONCLUSION
LA TRANSCENDANCE PAR LE PRÂNA

Les trois objectifs de la méditation

Nous avons découvert la jouissance du prâna féminin et la plénitude du prâna masculin. Ils peuvent servir maintenant les trois objectifs que nous avons assignés à la pratique de la méditation, qui sont, rappelons-le :

◊ Accéder à la transcendance et à la profondeur

◊ Accroître nos ressources

◊ Accéder au silence mental et donc à la maîtrise de la pensée.

Soulignons ici la possibilité pour les personnes qui jouissent d'une forte énergie intellectuelle et qui, de ce fait, pourraient rencontrer de la difficulté à éliminer la pensée, de parvenir plus facilement au contrôle des pensées à travers la perception et la pratique du prâna.

Que peut-on attendre de la respiration ?

La méditation assise, au service de l'intériorisation profonde et de la croissance exclusive de la conscience, si elle constitue une voie royale pour cultiver l'essentiel dans l'être humain, ne constitue plus pour autant à notre époque la seule et impérieuse voie pour notre évolution spirituelle.

La transcendance par le prâna

La respiration subtile et les kriyâs, avec les pratiques qui favorisent le prâna féminin, conduisent à la transcendance par la béatitude et l'énergie et nous relient au Divin individuel, en particulier dans le Cœur.

La perception et le développement du prâna ainsi que la reconnaissance de la conscience-force, qui est cultivée dans les rétentions de souffle et les bandhas de dynamisation vont dans le même sens pour intégrer davantage la vie extérieure dans nos objectifs de transformation et de dépassement de soi. En particulier, les rétentions du souffle, associées aux concentrations, en particulier sur le prâna, peuvent stimuler considérablement nos chakras et la conscience-force de Sushumnâ, qui a surtout été utilisée pour la quête de la libération, mais qui n'attend que nous pour que soit aussi utilisé son pouvoir de transformation.

Nous l'avons dit, le Tantra insiste sur la relation étroite entre la respiration et le prâna, entre le prâna et le citta, entre le citta et le psychisme. Ainsi, par la respiration, nous pouvons agir et transformer notre vitalité, nos émotions et nos pensées, et ce, sans passer par le filtre de la morale et de la volonté. Mais la respiration peut nous conduire plus loin encore. Car le prâna est aussi une porte pour accéder à l'Énergie spirituelle universelle et à l'Être Psychique. Dans les rétentions de souffle et dans les kriyâs, le prâna peut devenir le support de la conscience et favoriser toutes les transformations.

Nous ne connaissons rien de mieux que le prânâyâma pour accroître et renforcer le prâna et notre énergie interne, et rien n'est plus efficace pour éliminer une dépression ou pour augmenter la concentration et la force intérieure. Le prânâyâma nous conduit à la force et à l'énergie, mais aussi à la joie d'être.

Les techniques associées au prâna apportent beaucoup de satisfaction et de bonheur. Car le prâna est lié à l'énergie, à la jouissance, au pouvoir, à l'abondance et à la plénitude. Et plus on le cultive, plus on s'y relie – et plus ses effets sont remarquables.

> *La conscientisation, l'accumulation et la subtilisation du prâna décuplent toutes nos ressources.*

Ces pratiques apportent à la méditation, médium de l'essentiel, un petit peu de ces deux traits qui souvent font défaut dans les méditations classiques, **la béatitude** qui caractérise dans la tradition indienne la suprême Réalité, Existence–Conscience–Béatitude, et **l'Énergie**, qui accompagne cette même Réalité dès lors qu'elle s'incarne dans la Manifestation matérielle.

Quelles sont les plus grandes ressources à notre disposition ?

La respiration et le prâna qu'il véhicule sont notre première ressource, la plus disponible. Mais plus précisément, c'est la conscience, avec son corollaire, la conscience-force, qui constituent, avec le prâna, nos ressources les plus importantes. Nous le verrons dans le prochain volume.

Tant d'individus de par le monde ont développé des aptitudes exceptionnelles dans le mental, le vital ou le corps. Et la Nature terrestre est d'une telle richesse! Dans le domaine matériel, nous l'avons découverte par la recherche scientifique, mais aussi de manière plus large, par notre sensibilité d'être humain, et cela a permis l'émergence de toute la poésie et toute la sensibilité à la beauté et aux émotions supérieures, qui sont présentes dans toutes les civilisations.

Et si nous nous plaçons dans le champ d'une sensibilité plus aboutie, celle des peuples premiers, celle de nos sensitifs et sensitives, et de tous les yogis de la Terre, nous pouvons réaliser la merveille de notre corps énergétique et de nos corps subtils ou les potentialités illimitées de la multitude des devas et des esprits de la nature.

Et pourtant, face à ces merveilles et à toutes ces potentialités de la Nature, il existe une telle misère, une telle inconscience, une telle souffrance chez les êtres humains. Qu'est-ce qui cloche?

Nous pensons peut-être que l'objectif de la Nature supérieure est de créer des civilisations et des empires, mais derrière ces objectifs il existe pour l'âme un sens secret plus profond qui est le développement de la conscience individuelle. Il est clair que nous n'utilisons pas les ressources qui sont à notre disposition; nous ne fonctionnons qu'à 10 % de nos capacités, dit-on. Pourquoi? Nous y voyons deux raisons; la première est intérieure: nous ne connaissons pas et nous n'imaginons pas ces ressources profondes. La seconde est extérieure, l'humanité est asservie à des forces qui accaparent toutes les richesses et combattent tout ce qui peut conduire à l'évolution de l'individu.

À part les militaires, qui s'intéresse à ces ressources individuelles[1]? Remarquons que si le militaire s'intéressait à la croissance de la force vitale, prâna, il risquerait de devenir non-violent parce que la fonction du prâna est de créer et d'entretenir la vie et non de la détruire!

Et c'est parce que le Prâna et la Vie sont sans ego – parce qu'ils sont infinis[2], que le scientifique ne veut pas reconnaître et étudier la vie et

---

1. Dans les temps présents, les militaires se tournent plutôt vers le transhumanisme et «l'homme augmenté».

2. Ils peuvent néanmoins renforcer l'ego si la personne utilise le prâna pour son intérêt personnel.

la conscience. Sinon, il serait obligé de quitter ce personnage de pouvoir et de développer l'humilité devant la grandeur de la Nature et de son processus de création. Le mental, par nature est arrogant – et il l'est d'autant plus qu'il est étroit. Oui, le mental scientifique institutionnalisé de notre époque est étroit. Il est infiniment complexe, certes, mais cantonné dans une étroite bande passante.

Une croissance de la conscience

Le lecteur pourrait s'étonner de notre remise en cause de l'institution scientifique, ou plutôt de l'instrument de sa recherche, le mental rationnel, conçu à l'origine comme un moyen de recherche de la connaissance à la fois gouvernée légitimement par une logique irréprochable et en réaction au pouvoir religieux et à sa mentalité. Mais on ne peut pas développer une mentalité irréprochable quand on est en réaction (religion) ou en conflit d'intérêts (industrie). À partir d'une méthodologie adaptée au laboratoire et au champ de recherche matériel, il s'en est suivi un élargissement de sa méthodologie à toute la sphère terrestre de la vie et du mental et cela est devenu le fer de lance d'une Pensée Unique où devait être combattue toute forme de pensée différente d'une position exclusivement matérialiste. La méthodologie scientifique est devenue une idéologie, et même un dogme. De fait, le pouvoir scientifique a remplacé simplement le pouvoir et l'hégémonie religieuse.

D'autre part, la Logique – comme l'ont démontré les anciens penseurs de toutes les grandes civilisations, et en particulier en Inde et au Tibet – ne doit pas limiter son champ d'action[1] puisque son objectif est la Vérité en soi. Car les anciens philosophes, penseurs, sages, étaient attachés à l'idée de Vérité et de Connaissance universelle, idée aujourd'hui délaissée par les philosophes modernes asservis à la conformité aux idées superficielles de l'époque.

Cette Pensée Unique, opposée par nature à la croissance de la conscience individuelle et à toute la diversité humaine et la biodiversité de la Nature, s'est révélée une aubaine pour toute la sphère commerciale et financière, qui pouvait étendre son pouvoir sans limites.

Car il y a deux facettes à la Science: la recherche fondamentale, d'une part et d'autre part, son application dans une technologie illi-

---

1. Et donc ne pas limiter le champ de la recherche au seul plan matériel et sensoriel.

mitée. La recherche fondamentale est bridée par cette idéologie exclusivement sensorielle – ce qui ne peut pas être perçu par nos sens grossiers étant considéré comme n'existant pas. De ce fait, la Science a décrété que la Vie et la Conscience ne pouvaient pas exister sans une base matérielle. Ainsi la technologie est devenue un prodigieux outil pour renforcer le pouvoir de l'économie et de la finance et pour généraliser une censure pour toute **alternative technologique** qui favoriserait l'autonomie de l'individu ou un bien collectif qui menacerait les intérêts des marchands et des élites, mais aussi pour censurer toute la diversité des pensées alternatives idéologiques, philosophiques et spirituelles.

Une dictature s'est déjà installée sur la Terre entière. L'exemple de la Chine, mais aussi, dans une moindre mesure, en Europe, dans la surveillance des masses par des logiciels espions cachés dans toute la sphère informatique et dans la manipulation de l'information essentiellement par les médias corrompus par leurs propriétaires milliardaires, nous montre de manière évidente qu'il en est ainsi.

À partir de ce constat, deux questions émergent. La première est : « quel est le devenir de la diversité dans l'humanité et dans la Nature qui la nourrit et l'environne, et en particulier la liberté de penser, et quel est donc le devenir de la philosophie et de la spiritualité ? »

La seconde question est : « que pouvons-nous faire ? »

Et c'est là que nous réalisons que notre prise de conscience est urgente et devient impérieuse et que la seule solution qui nous reste pour contrebalancer cette puissante hégémonie et cette dictature mondiale émergente est **la croissance de la conscience individuelle, et son corollaire, la force intérieure**, non pour fuir la réalité terrestre, mais pour accomplir l'humain et la vie.

L'être humain est une formidable machine à énergie libre

Nous devons faire la différence entre la Surunité et l'Énergie libre. La surunité est un concept technique alternatif qui postule une technologie basée non sur l'entropie, mais la néguentropie. C'est-à-dire que l'énergie d'un moteur, par exemple, est supérieure en sortie. Si on introduit 1 joule à l'entrée, on a 1,5 joule en sortie. De très nombreux chercheurs ont réalisé de tels appareillages. Par contre l'Énergie libre est l'accès illimité à l'énergie de l'univers, appelée aussi énergie du point zéro – et elle concerne tous les domaines de la vie terrestre et de la Nature, technologique, mais aussi l'intelligence, l'éducation ou le développement personnel, les arts, la philosophie, la santé ou encore la politique.

L'Énergie libre est l'énergie créatrice universelle. Nous pensons que dans les dix ou vingt prochaines années, elle sera appelée à remplacer progressivement toutes les sources d'énergie que nous connaissons dans notre civilisation prédatrice pour nous-mêmes et notre environnement. Cette énergie consciente illimitée sera utilisée dans tous les domaines et remodèlera toutes les parties de notre conscience et de notre nature. Science et spiritualité, agriculture et médecine, architecture, éducation ou voyages interplanétaires, tout sera unifié dans une courbe évolutive illimitée.

En tant qu'être humain, la conscience égotique fait que nous fonctionnons en vase clos, on tourne en boucle dans le système, dans notre mental, notre force de vie et dans la vie du corps. C'est pourquoi nous sommes si stressés, si faibles devant l'adversité, si égoïstes et égocentriques, si exposés à la souffrance, si soumis à la maladie. Et notre technologie, notre philosophie, notre vie sociale et notre condition individuelle sont à cette image.

Dans ce circuit fermé, la vision de la science porte une grande responsabilité pour avoir fermé toutes ces portes de la Nature et de la Matière, jusqu'à l'infiniment petit, en comblant toutes les instabilités, tous les vides[1], toutes les béances, dans une multiplication frénétique de repères rationnels pour éliminer tout ce qu'elle ne pouvait pas comprendre ou contrôler et qu'elle baptise erreur, artefact, hasard, charlatanisme ou ésotérisme. Nous sommes condamnés à dévorer notre milieu, stériliser notre environnement, tarir notre planète, car nous nous empoisonnons et nous avons de moins en moins les moyens de nous régénérer puisque nous nous sommes coupés de notre Mère Nature, qui a toutes les clés de l'énergie et de la conscience.

À l'image de la médecine, qui a fait du corps une forteresse malade, qu'ils ont asservie à leurs médicaments chimiques qu'ils nous vendent à prix fort, et au Vaccin génétique, poison obligatoire rebaptisé sau-

---

1. La physique quantique d'avant-garde d'aujourd'hui nous dit, au contraire, que le vide est le milieu le plus riche et qu'il recèle une énergie illimitée. Le vide entre les particules de la matière serait d'ailleurs au moins de 99,9999 % par rapport à la quantité de matière dans l'univers.

veur de l'humanité, qui va nous refaçonner et corriger dans notre ADN les erreurs de la Nature, à l'image de nos religions, nos philosophies et nos politiques, qui ont cantonné tous les possibles à une vision et une situation de dépendance et d'asservissement, tous nos horizons sont systématiquement bouchés ou dangereusement menacés.

Et tant que nous refuserons de reconnaître la vie et la conscience, qui ne peuvent fonctionner que par les échanges, tant que nous serons incapables de concevoir une alliance entre l'unité et la multiplicité et tant que nous ne supporterons pas que nous puissions être régis et nourris par une conscience et une énergie universelles, la situation s'aggravera et la Nature nous conduira dans des impasses douloureuses.

Et pourtant la Nature supérieure qui nous a façonnés, nous a doté de nombreux canaux, tous plus fondamentaux que les autres, pour nous connecter à cette énergie universelle illimitée et à tous ses mondes, pour la connaissance, la plénitude de la vie, la joie et l'abondance, la santé et l'immortalité. Mais nous avons pollué ou condamné toutes ces portes, tous ces passages. Nous avons tout fermé et nous nous sommes enfermés dans ce système individuel et collectif que nous avons créé. Peut-être cela était-il nécessaire ou inévitable dans le cadre de cette expérience planétaire. Nous ne plaquerons pas en plus là-dessus une quelconque morale.

Le prâna constitue l'un de ces passages à travers le chakra Manipura et le Hara. Préparons-nous à son éclosion avec les disciplines et les exercices exposés dans ce livre.

Un autre monde – de Lumière – nous attend peut-être au coin de la rue, mais pour cela nous devrons traverser le marécage. Que la force de la Lumière soit avec nous !

Annexes

INDEX DES MOTS SANSKRITS
OU SPÉCIFIQUES

Le « u » se prononce « ou » en sanskrit. Nous avons utilisé indifféremment l'orthographe « u » ou « ou ».

Le « c » ou « ch » se prononce « tch »

Le « j » se prononce « dj »

A

Abeille (prânâyâma de l'), N° 71

Agnisâra dhauti, N° 52

Âjnâ chakra, le centre du mental intérieur dans la tête

Âkâshi mudrâ, N° 46

Anâhata chakra : le chakra du Cœur.

Ânanda : béatitude ou joie spirituelle.

Anuloma viloma : la respiration alternée psychique.

Apâna vâyu, le prâna dans le corps dont la fonction est l'élimination

Âsanas : les postures du yoga

Âshram : communauté monastique en Inde

Ashvinî mudrâ, N° 48

Âtman : le Divin dans sa forme universelle

Âyâma : extension, accroissement

B

Bandha : contraction musculaire influant sur le psychisme et le prâna

Bhastrikâ prânâyâma : respiration de la même famille que Kapâlabhâti, le Soufflet, N° 29

Bhoochari mudrâ, N° 39

Bhrâmarî prânâyâma : l'Abeille, N° 70

Bhrûmadhya : le centre subtil au milieu du front, voir tableau ch. 11

Bouddhi : le mental intellectuel et supérieur

Brahman : le Divin

Brahmarandhra : la projection frontale du chakra Sahasrâra au sommet du crâne

C

Chaïtya purusha : l'Être Psychique, chapitre 2

Chakra : centre énergétique du corps subtil

Chidâkâsh : l'espace intérieur de la tête, chapitre 15

Chit : la conscience

Chit-Shakti ou Chit-Tapas : conscience-force ou conscience-énergie

Chitta ou citta : substance de la conscience, chapitre 14.

D

Dhâranâ : un stade de la méditation, concentration ininterrompue ou contemplation

Dhyâna : méditation

Dualité Dynamique : chapitre 17

E

Espace intérieur : voir Chidâkâsh chapitre 15.

Être Psychique : chapitre 2

Hatha yoga : yoga du corps

I

Idâ : un des 3 canaux énergétiques principaux, tableau chapitre 8.

J

Jâla, réseau, filet

Jâlandhara bandha : la contraction de la gorge, N° 80

jivanmukta : yogi libéré, ayant atteint la réalisation spirituelle et la fin de la Roue des naissances

Jivâtma ou **Jivâtman :** le Divin individuel, chapitre 2

Jnâna : connaissance

K

Kali yuga : l'âge de fer

Kapâlabhâti prânâyâma, le Soufflet, N° 29

Khecarî mudrâ, N° 40

Kosha : corps, enveloppe

Kriyâ : technique énergétique tantrique chapitre 17

Kshetram : partie frontale d'un chakra

Kumbhaka : rétention du souffle à poumons pleins

Kundalinî shakti : Le Divin individuel sous la forme de l'énergie, la Conscience-Force individuelle. Kundalinî est à l'énergie ce que l'Être Psychique est à la conscience.

M

Mahâbhastrikâ : le grand Bhastrikâ

Maha bandha ou **Tribandha :** les 3 bandhas Jâlandhara, Uddîyâna et Mûla

Mâlâ : chapelet indien

Manas : mental sensoriel, inférieur et par extension mental ordinaire

Manipûra chakra, le chakra du ventre, centre du Vital dynamique

Mantra : son ou ensemble de sons influents dans le Yoga

Mâyâ : illusion

Mâyâ : l'Illusion cosmique

Mudrâ (fem) **:** geste ou position du corps influant sur le psychisme et le prâna

Mukha : tête, visage

Mûla bandha: la contraction des sphincters de l'anus, N° 47

Mûlâdhâra chakra: le chakra de la base

Muni mudrâ, N° 37

N

Nâdî: canal énergétique dans le corps physique subtil

Nâdî shodana: la respiration alternée, N° 21

Nasikâgra mudrâ: la concentration du regard sur le bout du nez

O

Oupanishad: textes spirituels de l'Inde postérieurs aux Védas

P

Padmâsana: la posture du Lotus, illustration chapitre 4

Pingalâ: un des 3 canaux énergétiques principaux, tableau chapitre 8

Plavini prânâyâma, l'un des prânâyâmas spécifiques du Hatha-Yoga, permettant de flotter sur l'eau.

Prakriti: la Nature universelle

Prâna: l'énergie interne, la force vitale ou l'Énergie universelle

Prânamaya kosha: le corps énergétique, qui inclut aussi le corps vital

Prânâyâma: la science de la respiration yogique

Pranava: le mantra AUM

Pratyâhâra, intériorisation, un des stades de la méditation

Pourousha ou Purusha: l'Être conscient, chapitre 2.

R

Râjas: principe d'action et de réaction

Respiration rectangulaire: voir Sâvitrî prânâyâma, N° 25

Rishis: yogis, sages, voyants de l'époque védique

S

Sâdhak: disciple qui suit une voie spirituelle

Sâdhanâ: discipline yogique ou spirituelle

Sahasrâra chakra: le centre au-dessus du crâne, le Lotus aux mille pétales,

Samâdhi: transe spirituelle

Samâna vâyu, le prâna responsable de l'assimilation

Samatâ prânâyâma: respiration lente, régulière, subtile, avec égalisation de la durée de l'inspir et l'expir, N° 65

Samavritti prânâyâma: la respiration carrée, N° 26

Sâmkhya: un des systèmes philosophiques indiens

Sâvitrî prânâyâma, la respiration rectangulaire, N° 25

Shakti: l'énergie et la force du Divin ou la conscience-force individuelle

Shâmbavî mudrâ, N° 42

Sherpa prânâyâma, N° 27

Shiva: l'aspect de pure conscience du Divin

Shunyaka: la rétention du souffle à poumons vides

Siddhâsana: une posture assise du yoga, tableau chapitre 4

Subliminal: la nature subliminale est la nature mentale, vitale et physique profonde et lumineuse

Supraconscient: tout ce qui transcende la conscience individuelle

Supramental: monde ou conscience gnostique au-delà du mental universel

Sûrya: soleil

Sûrya Bhedana, l'une des respirations spécifiques du Hatha-Yoga

Sushumnâ: un des 3 canaux énergétiques principaux, tableau chapitre 8

Swâddhisthâna chakra, le chakra de l'abdomen, lié au Vital sensoriel et à l'élément eau

T

Tamas : principe d'inertie, l'un des trois gunas.

Tantra : le Tantrisme

Tantras : écritures traditionnelles du Tantrisme,

Trikutî : centre énergétique de la tête, tableau chapitre 11

U

Udâna vâyu, voir les 5 prânas, tableau chapitre 8

Uddîyâna bandha : le retrait du ventre à poumons vides. N° 50

Ujjâyî prânâyâma, N° 19

Ûrdhva, vers le haut

V

Vâyu, énergie subtile dans le corps

Vedas : les premières écritures spirituelles traditionnelles de l'Inde

Vedânta : philosophie spirituelle de l'Inde

Vishuddha ou **Vishuddhi chakra :** le chakra de la gorge, responsable de l'expression et du mental sensoriel, Manas

Vyâna vâyu, voir les 5 prânas, tableau chapitre 8

Y

Yama, contrôle, maîtrise

Yoga nidrâ : relaxation profonde, pratique du « sommeil » conscient

INDEX DES EXERCICES

Chapitre 9 : Prânâyâmas de dynamisation et d'élimination

La dynamisation et la purification

(N° 24) – La respiration triangulaire en Kumbhaka au plexus solaire ★★★

N° 28 – Prâna Kumbhaka, recharge prânique ★★★

N° 29 – Kâpâlabhâti, le soufflet ★★★

N° 30 – La respiration des quatre visages : Brahma ou Caturmukhi prânâyâma

N° 31 – Kâpâlabhâti claviculaire

Variante : avec les coudes

N° 32 – Kâpâlabhâti alterné 1

Variante – Kâpâlabhâti alterné 2

N° 33 – Kâpâlabhâti et le crane

N° 34 – Kâpâlabhâti, menton levé

N° 35 – Kâpâlabhâti, menton baissé

N° 36 – Bhastrika prânâyâma ★★★

Chapitre 10 : respiration et mudrâs-bandhas

Mudras et bandhas de concentration

N° 37 – Muni mudrâ, le mudrâ de la sérénité ★★★

N° 38 – Jnana mudrâ, le mudrâ de la connaissance ★★★

N° 39 – Bhoochari mudrâ, le mudrâ du vide ★★★

Variante 1 : le point vide

Variante 2 : l'espace vide

N° 40 – Khecarî mudrâ ★★★

N° 41 – Shâmbavî, Bhoochari et Agochari mudrâs

N° 42 – Préparation à Shambavi

N° 43 – Samatâ prânâyâma et Nasikâgra mudrâ ★★★

N° 44 – Kaki mudrâ ★★★

N° 45 – Urdhva Mukha prânâyâma ★★★

N° 46 – Akashi mudrâ ★★★

Mudras et bandhas de dynamisation

Le prânâyâma, chemin de méditation

Chapitre 11 : introduction à la subtilité

La subtilité vibratoire du prâna

La vibration du prâna dans le cœur

(N° 71) – La respiration de l'abeille et le son dans l'espace du cœur ★★★

N° 136 – D/D : expansion narines + Nasikâgra mudrâ ★★★

N° 137 – D/D : espace narines + espace poitrine ★★★

N° 138 – Kriyâ : narines ←→ espace poitrine ★★★

N° 139 – Kriyâ : la corolle frontale ★★★

N° 140 – Kriyâ : la double élévation ★★★

L'éveil de Sushumnâ et des chakras

N° 141 – Kriyâ : le lemniscate ★★★

(N° 48) – Ashwinî mudrâ et la concentration dans Sushumnâ ★★★

(N° 86) – Prânâyâma avec les trois bandhas ★★★

N° 142 – D/D : Mûlâdhâra + Sahasrâra ★★★

N° 143 – Kriyâ : Mûlâdhâra ←→ Ajnâ ★★★

N° 144 – Kriyâ : Mûlâdhâra ←→ Sahasrâra ★★★

N° 145 – Kriyâ : Mûlâdhâra ←→ Sahasrâra en respiration carrée ★★★

ॐ

Si vous voulez être tenus informés des stages ou ateliers, ou si vous voulez en organiser, vous pouvez contacter l'auteur à l'adresse e-mail : **patrice@savitri.fr**

Patrice Godart interrompt en 1969 sa formation de pilote professionnel d'avion pour partir sur les routes de l'Inde. Il découvre le Yoga spirituel en 1970 auprès de La Mère de l'ashram de Sri Aurobindo à Pondichéry. Il y restera plus d'un an et il y reviendra régulièrement.

Il rencontre à plusieurs reprises Baba Muktananda et apprend le Yoga dans différents centres et ashrams, à Bénarés, Rameshwaram, Rishikesh, à l'hôpital yogique de Lonavla, auprès de Pattaby Joïs à Mysore, mais surtout à l'ashram de Paramahansa Satyananda à Monghyr. Au cours de ses premières années de contact avec l'Inde, il expérimente à plusieurs reprises les puissantes réalisations antagonistes de l'Illusion du monde et du Divin individuel.

À partir de 1977, il entreprend une double démarche : l'étude et l'expérimentation de l'influence des Formes et de l'architecture sacrée, au sein d'une équipe pluridisciplinaire, d'une part et d'autre part, une pratique soutenue du Yoga (hatha, prânâyâma, yoga nidrâ, kriyâ yoga) et de son enseignement. Cela l'a amené à découvrir de nouvelles clefs pour intégrer davantage l'épanouissement de la nature humaine et la libération de la conscience.

Il prône ainsi une pratique multiple, progressive et diversifiée, dans la vie intérieure et insiste sur l'équilibre nécessaire entre la réalisation spirituelle, la transformation de la nature humaine et la vie extérieure, celle du quotidien de chacun.

Cinquante ans de réflexions, d'expériences personnelles et d'enseignement l'incitent aujourd'hui à partager les fruits de son expérience.

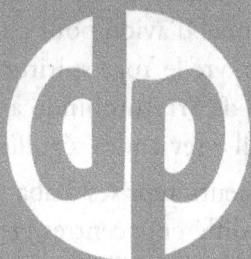

Discovery Publisher

Les Éditions **Discovery** est un éditeur multimédia dont la mission est d'inspirer et de soutenir la transformation personnelle, la croissance spirituelle et l'éveil. Avec chaque titre, nous nous efforçons de préserver la sagesse essentielle de l'auteur, de l'enseignant spirituel, du penseur, guérisseur et de l'artiste visionnaire.